全国高等卫生职业教育创新技能型"十三五"规划教材

◆ 供护理、助产、临床医学、口腔医学、药学、检验、影像等专业使用

医学遗传学

YIXUE YICHUANXUE

主　编　姜炳正　霍春月

副主编　刘　静　吴常伟　吉正国　白　玉

编　委（以姓氏笔画为序）

白　玉　邢台医学高等专科学校

吉正国　首都医科大学附属北京友谊医院

刘　静　邢台医学高等专科学校

杜晓敏　邢台医学高等专科学校

吴常伟　首都医科大学燕京医学院

姜炳正　邢台医学高等专科学校

崔　越　邢台市第一医院

霍春月　首都医科大学燕京医学院

华中科技大学出版社

http://www.hustp.com

中国·武汉

内 容 简 介

本书是全国高等卫生职业教育创新技能型"十三五"规划教材。

本书共 15 章,内容包括:绪论、遗传的细胞基础、细胞增殖与配子发生、遗传的分子基础、遗传的基本定律、单基因遗传与单基因病、多基因遗传与多基因病、分子病与遗传性酶病、染色体畸变与染色体病、线粒体遗传与线粒体遗传病、肿瘤遗传学、群体遗传学、遗传病诊断与治疗、优生学与遗传病的预防和实验指导。

本书可供护理、助产、临床医学、口腔医学、药学、检验、影像等专业使用。

图书在版编目(CIP)数据

医学遗传学/姜炳正,霍春月主编.—武汉:华中科技大学出版社,2018.9(2025.1 重印)
全国高等卫生职业教育创新技能型"十三五"规划教材
ISBN 978-7-5680-4254-3

Ⅰ.①医…　Ⅱ.①姜…　②霍…　Ⅲ.①医学遗传学-高等职业教育-教材　Ⅳ.①R394

中国版本图书馆 CIP 数据核字(2018)第 182013 号

医学遗传学　　　　　　　　　　　　　　　　　　　　　　姜炳正　　霍春月　主编
Yixue Yichuanxue

策划编辑:陆修文
责任编辑:余　琼
封面设计:原色设计
责任校对:刘　竣
责任监印:周治超
出版发行:华中科技大学出版社(中国·武汉)　　　电话:(027)81321913
　　　　　武汉市东湖新技术开发区华工科技园　　　邮编:430223
录　　排:华中科技大学惠友文印中心
印　　刷:武汉市籍缘印刷厂
开　　本:787mm×1092mm　1/16
印　　张:13.25
字　　数:310 千字
版　　次:2025 年 1 月第 1 版第 7 次印刷
定　　价:39.00 元

全国高等卫生职业教育创新技能型
"十三五"规划教材编委会

丛书顾问　文历阳

委　　员（按姓氏笔画排序）

马　莉	河西学院	马志华	上海思博职业技术学院
王玉孝	厦门医学院	王臣平	常德职业技术学院
化　兵	河西学院	申社林	邢台医学高等专科学校
李朝鹏	邢台医学高等专科学校	杨　丽	常德职业技术学院
杨凤琼	广东岭南职业技术学院	邱丹缨	泉州医学高等专科学校
张　忠	沈阳医学院	张少华	肇庆医学高等专科学校
陈丽霞	泉州医学高等专科学校	范国正	娄底职业技术学院
周建军	重庆三峡医药高等专科学校	冼昶华	清远职业技术学院
袁　宁	青海卫生职业技术学院	徐世明	首都医科大学燕京医学院
高清源	常德职业技术学院	谭　工	重庆三峡医药高等专科学校

编写秘书　陈　鹏　蔡秀芳　陆修文　史燕丽　居　颖　周　琳

网络增值服务使用说明

欢迎使用华中科技大学出版社医学资源服务网yixue.hustp.com

1.教师使用流程

（1）登录网址：http://yixue.hustp.com（注册时请选择教师用户）

（2）审核通过后，您可以在网站使用以下功能：

管理学生

建立课程　　　　　　　　布置作业

下载教学资源　　　　教师　　　　查询学生学习记录等

2.学员使用流程

建议学员在PC端完成注册、登录、完善个人信息的操作。

（1）PC端学员操作步骤

①登录网址：http://yixue.hustp.com（注册时请选择普通用户）

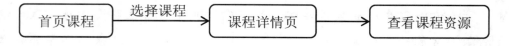

② 查看课程资源

如有学习码，请在个人中心-学习码验证中先验证，再进行操作。

首页课程 → 选择课程 → 课程详情页 → 查看课程资源

（2）手机端扫码操作步骤

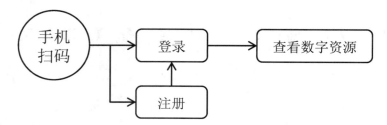

手机扫码 → 登录 → 查看数字资源

注册 → 登录

总序

Zongxu

随着我国经济的持续发展和教育体系、结构的重大调整,职业教育办学思想、培养目标随之发生了重大变化,人们对职业教育的认识也发生了本质性的转变。我国已将发展职业教育作为重要的国家战略之一,高等职业教育成为高等教育的重要组成部分。作为高等职业教育重要组成部分的高等卫生职业教育也取得了长足的发展,为国家输送了大批高素质技能型、应用型医疗卫生人才。

为了全面落实职业教育规划纲要,贯彻《国务院关于加快发展现代职业教育的决定》和《教育部关于深化职业教育教学改革全面提高人才培养质量的若干意见》等文件精神,体现"以服务为宗旨,以就业为导向,以能力为本位"的人才培养模式,积极落实高等卫生职业教育改革发展的最新成果,创新编写模式,满足"健康中国"对高素质创新技能型人才培养的需求,2017 年 8 月在全国卫生职业教育教学指导委员会专家和部分高职高专院校领导的指导下,华中科技大学出版社组织全国 30 余所院校的近 200 位老师编写了本套全国高等卫生职业教育创新技能型"十三五"规划教材。

本套教材充分体现新一轮教学计划的特色,强调以就业为导向、以能力为本位、以岗位需求为标准的原则,按照技能型、服务型高素质劳动者的培养目标,遵循"三基"(基本理论、基本知识、基本技能)、"五性"(思想性、科学性、先进性、启发性、适用性)、"三特定"(特定目标、特定对象、特定限制)的编写原则,着重突出以下编写特点:

(1)密切结合最新的护理专业课程标准,紧密围绕执业资格标准和工作岗位需要,与护士执业资格考试相衔接。

(2)教材中加强对学生人文素质的培养,并将职业道德、人文素养教育贯穿培养全过程。

(3)教材规划定位于创新技能型教材,重视培养学生的创新、获取信息及终身学习的能力,实现高职教材的有机衔接与过渡作用,为中高职衔接、高职本科衔接的贯通人才培养通道做好准备。

(4)内容体系整体优化,注重相关教材内容的联系和衔接,避免遗漏和不必要的重复。编写队伍引入临床一线教师,力争实现教材内容与职业岗位能力要求相匹配。

(5)全套教材采用全新编写模式,以扫描二维码形式帮助老师及学生在移动终端共享优质配套网络资源,使用华中科技大学出版社提供的数字化平台将移动互联、网络增值、慕课等新的教学理念、教学技术和学习方式融入教材建设中,全面体现"以学生为中心"的教材开发理念。

本套教材得到了各院校的大力支持和高度关注,它将为新时期高等卫生职业教育的发展做出贡献。我们衷心希望这套教材能在相关课程的教学中发挥积极作用,并得到读者的青睐。我们也相信这套教材在使用过程中,通过教学实践的检验和实际问题的解决,能不断得到改进、完善和提高。

全国高等卫生职业教育创新技能型"十三五"规划教材
编写委员会

前言

Qianyan

医学遗传学是遗传学理论与医学实践相结合的一门交叉学科。随着医疗技术水平的提高，传染性、感染性疾病和营养性疾病基本得到控制，遗传病已经成为严重威胁人类健康的常见病和多发病，因此，医学遗传学已成为医学高等职业教育中不可缺少的基础课程。

本教材更加注重系统性、实用性和先进性，充分考虑学生的特点，基本知识、基本理论以"必需、够用"为原则，强调基本技能的培养。

在本教材的编写过程中，我们参考了全国高等医学院校教材及一些相关著作，特此向编者致以诚挚的谢意。

在本书编写过程中，得到了华中科技大学出版社领导和各编者所在院校的大力支持，同时也收到不少同行的宝贵意见，在此一并表示感谢。

恳请各兄弟院校广大师生和其他读者在使用过程中提出宝贵的意见或建议。

编　者

目录

■■■■ Mulu

第一章
绪 论

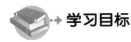

学习目标

说出：医学遗传学、遗传病等的概念。
说出：医学遗传学的研究范围；遗传病的特点、分类与危害。
知道：医学遗传学的发展简史和研究方法。

在日常生活中，往往听到人们议论：这个孩子的鼻子像他的父亲，眼睛像他的母亲。我们把这种子代和亲代相似的现象称为遗传。然而，尽管孩子像父母，但又总与父母有所区别，而且同胞之间也有很大区别。我们把这种子代和亲代之间、子代个体之间的差异称为变异。遗传学就是研究生物体遗传与变异的现象、本质和规律的学科。

第一节　医学遗传学简介

一、医学遗传学的概念

医学遗传学是临床医学与遗传学相互渗透而形成的一门边缘学科。它是专门研究人类疾病和遗传关系的学科，研究对象是人类中与遗传相关的疾病，即遗传病。它的主要任务是研究遗传病的发病机制、传递规律、诊治方法和预防措施，从而控制遗传病的再发风险，降低人群中发病率，提高人类的健康素质。从医学科学的发展来看，医务工作者应致力于把握疾病与遗传的关系，能够运用医学遗传学原理和方法研究遗传病的发生机制，探讨遗传病的诊治方法及预防措施，着眼点从狭隘的遗传病扩展到针对疾病的遗传因素分析上来。医学遗传学是医学教育中不可缺少的一门学科，医学遗传学课程的设立并不仅仅是为了满足传授知识的需要，更重要的是让医学生能具备宏观研究疾病的观点和方法、具备正确的思维方式，并指导其医学实践工作。

二、医学遗传学的研究范围

细胞生物学、生物化学、分子生物学、免疫学等学科的飞速发展，大大推动了医学遗传学发展。当前，医学遗传学在群体、个体、细胞和分子等层次研究都取得了丰硕的成果。

医学遗传学已建立了许多分支学科：研究人类染色体的正常结构、畸变类型与疾病关系的细胞遗传学；用生物化学的原理和方法，研究遗传物质的理化性质和对蛋白质生物合成和机体代谢的调节控制机制的生化遗传学；在分子水平上研究基因的结构、表达、调控机制和基因突变与遗传病关系的分子遗传学；研究人群中遗传病的种类、发生率、基因频率、携带者频率，以及影响其变化规律的群体遗传学；研究肿瘤的发生和发展的遗传基础的肿瘤遗传学；研究机体免疫应答和免疫缺陷病的遗传机制的免疫遗传学；研究控制人类行为的遗传机制的行为遗传学；研究改良人的遗传素质，产生优秀后代的优生学。

三、医学遗传学发展简史

18 世纪中叶，法国人 Pierr Louis Moreau de Maupertuis 对多指（趾）和皮肤毛发色素缺乏做了家系调查，指出这两种情况的遗传方式不同，而父母双方及其子女的作用是相等的。1814 年，Josef Adams 发表了《根据临床观察所见疾病可能有的遗传性质》一文，这是近代最早的一篇系统论述遗传病的文章，内容涉及范围广，尽管当时还没有遗传学理论，但已涉及遗传学的一些基本原理，这标志着医学遗传学的萌芽。

1865 年，孟德尔通过豌豆杂交实验发现了分离定律和自由组合定律，不仅奠定了近代遗传学基础，还启示了 Galton 用统计学方法来研究人类遗传现象并提出优生学概念。1900 年，孟德尔定律被正式承认后，人们认识到遗传因子是在生物遗传中独立存在的功能单位。1902 年，Garrod 首先报告黑尿病是一种孟德尔遗传的疾病，这奠定了医学遗传学基础，他本人被公认为是先天性代谢缺陷的医学遗传学研究的创始人。1900 年，Land Steiner 发现了 ABO 血型，并认为血型是遗传的。1924 年，Bernstein 证实了血型由一组复等位基因所控制。

1926 年，摩尔根的研究表明基因的载体是染色体，基因以直线方式排列在染色体上，基因是突变、重组和功能表达三位一体的遗传单位。1941 年，Beadle 和 Tatum 通过红色面包霉的实验，提出"一个基因一种酶"假说，这使我们对先天性代谢病的遗传基础有了基本了解。Avery 等的研究表明，基因的化学本质是脱氧核糖核酸（DNA）。1953 年，Watson 和 Crick 构建 DNA 双螺旋结构模型。Jacob 和 Monod 的研究表明基因是在特定的遗传调控系统中发挥其功能。基因概念一次次的升华是推动医学遗传学发展的重要理论基础，摩尔根也被誉为细胞遗传学的奠基人。1956 年，蒋有兴和 Levan 发现人类体细胞染色体数目是 46 条而不是 48 条，这大大激发了人们对染色体研究的兴趣。

1949 年，Pauling 等首先提出分子病的概念。Pauling 等研究发现镰状细胞贫血患者血液中有一种异常血红蛋白，后经氨基酸系列分析证明，这种异常血红蛋白分子中 β 链上第 6 位谷氨酸被缬氨酸所取代，这为研究血红蛋白病奠定了基础。目前已发现 300 多种异常血红蛋白。

从 20 世纪 50 年代后期开始，国内外进行了大量先天性代谢缺陷病的实验研究和流行病学调查研究。研究者通过对苯丙酮尿症的研究,提出了防止和减少精神发育障碍的有效方法。1959 年,Lejeune 在患者体细胞内发现了 47 条染色体,其中 21 号染色体比正常人多 1 条,命名为 Down 综合征。1960 年又相继发现了 Klinefelter 综合征和 Turner 综合征。1960 年,美国研究人员在慢性粒细胞性白血病患者细胞里,第一次发现了特异标记的染色体。从此,染色体检查被用来研究先天性遗传病、性分化异常和癌症等疾病。1970 年,Casperson 发现根据染色体显带特点可以更精确鉴定每一号染色体及其区段,为基因定位和查明各种染色体畸变提供了更精确的方法。20 世纪 80 年代以来,由于高分辨显带技术的发展,人类染色体组的带纹增加到 10 000 条以上,这样大大提高了分析畸变部位的准确性。1997 年 2 月 23 日,英国罗斯林研究所以伊恩·维尔穆特和基思·坎贝尔为首的研究小组成功地克隆了一只名为"多利"的小绵羊,这为将转基因动物的器官移植到人体内、解决长期困扰人类临床上移植器官短缺的难题打下了良好的基础。

20 世纪 90 年代初,人类基因组计划(HGP)作为一项国际协作的重大课题被提出。HGP 计划要在 15 年(1990—2005 年)的时间内完成 DNA 测序,同时制定人类基因组的连锁图和物理图。人类基因组计划是生物医学领域的"阿波罗登月"计划,包括中国在内的多个国家纷纷投入大量资金推进这一计划的实施。2000 年 6 月 26 日,美国总统克林顿和英国首相布莱尔宣布人类基因组序列工作草图诞生。2001 年 2 月 15 日,我国和美、英、日、法、德六国国际人类基因组测序联合体发表了根据人类基因组 94% 序列草图做出的初步分析。2006 年 5 月 18 日,英、美科学家在 Nature 杂志上报告了人类第 1 号染色体的基因测序图,这个染色体是人类"生命之书"中最长也是最后被破解的一章。人类基因组计划是人类分子遗传学的登峰之作,使医学遗传学在 21 世纪得到更大发展。

第二节 遗 传 病

一、疾病

新陈代谢是生物最基本的生命活动。各种生物体包括人体在内,都以独特的代谢方式从周围环境中摄取营养物质,并将其转变为自身物质,储存能量,用于维持生命,而将代谢废物排出体外。独特的代谢方式决定于生物独特的遗传方式。所谓健康是指人体遗传结构控制的代谢方式与人体周围环境保持平衡。遗传结构缺陷或周围环境的显著改变就意味着疾病到来。在人类不同疾病的病因中,遗传因素和环境因素所占比重各有不同。

根据在疾病发生中遗传因素和环境因素所起作用的大小,可以把疾病分为以下几类。

(1)遗传因素在发病中起决定性作用,与环境因素无关的疾病。如由突变基因引起的成骨发育不全症,由染色体畸变引起的 Down 综合征、Klinefelter 综合征等,这些疾病只发生在有异常基因或有异常染色体畸变的个体。

(2)遗传因素在发病中起主要作用,但须由一些环境因素诱发而引起疾病。例如,蚕豆病主要由患者缺乏葡萄糖-6-磷酸脱氢酶,加上食用蚕豆或服用伯氨喹等药物后诱发溶血现象所致。

（3）遗传因素和环境因素对疾病发生都有作用，但作用大小不同的疾病。例如，遗传因素对哮喘发病所起的作用占80%，环境因素对其作用占20%；而遗传因素对消化性溃疡的作用只占37%，环境因素对其作用却占63%。

（4）发病基本或完全决定于环境因素的疾病，如外伤、中毒、营养性疾病、某些烈性传染病等。

上述（1）（2）（3）类病都有一定遗传基础。但应指出，随着研究日益深入，已逐渐发现原来认为与遗传无关的疾病，在一定程度上也受遗传因素制约。某些传染性疾病，虽有明确的特异外源性病原体，但现在已知宿主的防御因子是由遗传决定的，宿主的防御因子对传染的易感性和传染源的免疫应答均有重要影响，这说明即使是外源性疾病，遗传因素也具有非常重要的作用。如：控制铅中毒敏感性的基因（ALAD）位于9号染色体；控制脊髓灰质炎病毒敏感性的基因（pvs）位于19号染色体。

二、遗传病概念及特点

遗传性疾病，简称遗传病（inherited disease），是指细胞内遗传物质改变引起的疾病。上述（1）（2）（3）类病都是遗传病。遗传病可以由生殖细胞或受精卵的遗传物质改变而引起，也可以由体细胞的遗传物质改变而引起。遗传病具有遗传物质的改变、垂直传递、先天性、家族性、终生性等特点。

1. 遗传物质的改变　这是遗传病不同于其他疾病的主要依据，是遗传病的根本属性。细胞内遗传物质的改变方式主要有基因突变和染色体畸变。

2. 垂直传递　在遗传病中，生殖细胞或受精卵的遗传物质发生改变可以传给下代，具有垂直传递的特点。大多数遗传病具有垂直传递特点。

但有些遗传病观察不到垂直传递的现象，如：有些遗传病特别是染色体异常的患者，由于活不到生育年龄或不育，以致观察不到垂直传递的现象；还有些遗传病在系谱中表现为散发病例。在体细胞遗传物质突变基础上造成的体细胞遗传病，一般并不在上下代之间垂直传递。

3. 先天性　临床上一般将婴儿出生就表现出来的疾病称为先天性疾病。大多数遗传病具有先天性，说明遗传病的致病基因或染色体异常在出生前即已表达，如多指、唇裂、脊柱裂、白化病及Down综合征等。

有不少遗传病不具先天性，如：肌营养不良在儿童期发病；亨廷顿（Huntington）舞蹈症一般发病于25～45岁；痛风多发于30～35岁；性腺发育不全患者直到青春期无月经或不孕就医检查时才被发现。从另一方面来说，先天性疾病也不一定都是遗传病，如：胎儿在宫内感染天花造成出生时脸上有瘢痕；母亲怀孕早期感染风疹病毒致使胎儿患有先天性心脏病；孕妇服用反应停引起胎儿先天畸形等，这些先天性疾病就不是遗传因素造成的。

4. 家族性　家族性疾病是指表现出家族聚集现象的疾病，即一个家庭中有2个以上成员罹患同一种疾病。大多数遗传病具有家族性。

有些遗传病不具有家族性。例如，白化病看不到家族聚集现象，常常是散发病例。尽管大多数的遗传病表现有家族性，但家族性疾病并非都是遗传。例如，夜盲症是由于饮食中长期缺乏维生素A引起的。如果在饮食中补充足够的维生素A后，全家患者的病情都可以得到改善。

5. 终生性 目前，大多数遗传病终生难以治愈，但采用积极的措施有可能防止发病或改善临床症状。

三、遗传病分类

根据遗传物质的改变方式的不同，可将遗传病分为以下五类。

1. 单基因病 单基因病是由单个基因突变引起的疾病，呈孟德尔遗传。单基因病又可分为常染色体显性遗传病、常染色体隐性遗传病、X 连锁显性遗传病、X 连锁隐性遗传病、Y 连锁遗传病等。

2. 多基因病 多基因病是由多对基因和环境因素影响引起的一类疾病。由于病因复杂又称为复杂性疾病。这类疾病都是一些常见病和高发病，有家族聚集现象，但没有单基因病那样明确的家系传递格局。

3. 染色体病 染色体病是由染色体畸变引起的疾病。由于染色体畸变往往涉及多个基因，所以常表现出复杂的临床综合征。在妊娠自然流产中，染色体畸变占一半以上。

4. 线粒体遗传病 线粒体遗传病是由线粒体的 DNA 突变所引起的疾病。线粒体 DNA 是独立于细胞核外的遗传物质，称为线粒体基因组。由于在精子和卵子受精形成受精卵时，只有极其少量的精子细胞质参与，故线粒体 DNA 在绝大多数的情况下由卵子传递给后代，呈现为母系遗传。已知人类某些神经系统疾病和神经肌肉方面疾病与线粒体 DNA 突变有关。

5. 体细胞遗传病 体细胞遗传病是由体细胞的遗传物质改变引起的疾病。这类遗传病一般不向后代传递，但随着细胞分裂增殖，可产生具有同样遗传物质改变的子细胞。例如，各种肿瘤的发病都涉及特定组织细胞中的染色体或癌基因、抑癌基因的变化，故属于体细胞遗传病。

四、遗传病研究方法

在医学遗传学研究中，为了确定某种疾病是否与遗传因素有关，常常采用如下研究方法。

1. 系谱分析法 系谱分析法是指根据先证者线索调查家庭成员发病情况材料，绘制成系谱图进行分析的方法。一般用于确定单基因病的遗传方式，开展遗传咨询及产前诊断，探讨遗传异质性的机制等。

2. 群体筛查法 群体筛查法是指采用一种或几种高效、简便并有一定准确性的方法，对一定人群进行某种遗传病或性状的普查，是研究群体遗传学的一种基本方法。这种方法适用于：①了解遗传病的发病率及其基因频率；②筛选遗传病的预防和治疗对象；③筛选携带者；④与家系调查相结合，探讨某种疾病是否与遗传因素有关。如果此病与遗传有关，则患者亲属发病率应高于一般人群，而且发病率还应表现为一级亲属＞二级亲属＞三级亲属＞一般人群。由于同一家族成员往往有相同或相似的生活环境，所以在确定某种疾病的亲属患病率是否较高时，应排除环境因素影响的可能性，应与家族中非血亲的发病率进行比较，这样才可得出初步结论。

3. 双生子法 双生子法(twin method)是通过比较双生子表现型特征的一致性和不一致性,来分析遗传因素和环境因素在生理和病理性状发生中各自作用的程度,从而判断某种疾病是否与遗传因素有关的方法。双生子法是人类遗传学和医学遗传学的经典研究方法。双生是指一次娩出两个胎儿,俗称双胞胎。双生子分两种:一种为单卵双生(或同卵双生,MZ),是受精卵在第一次卵裂后,每个子细胞各发育成一个胚胎,它们的性别相同,遗传特性及表型特征也基本相同,而他们的差异可认为是环境因素作用的结果。另一种为双卵双生(或异卵双生,DZ),来源于两个卵细胞分别与精子受精而发育成的两个胚胎,其性别不一定相同,遗传特征及表型仅有某些相似,而在其他多种性状上有较大的差异,双卵双生子在同一环境中发育生长可以研究不同基因型的表型效应。

$$发病一致率(\%)=\frac{同病双生子对数}{总双生子(单卵或双卵双生子)对数}\times100\%$$

通过比较单卵双生和双卵双生某疾病的发生一致率,可以估计该疾病发生中遗传因素所起作用的大小。发病一致率(%)是指同病双生子对数占总双生子(单卵或双卵双生子)对数的百分比。表 1-1 列出了几种疾病的双生子发病一致率。

表 1-1　几种疾病单卵双生子与双卵双生子发病一致率比较

疾病	发病一致率/(%)	
	单卵双生子	双卵双生子
先天愚型	89	7
精神分裂症	80	13
结核病	74	28
糖尿病	84	37
原发性癫痫	72	15
十二指肠溃疡	50	14
麻疹	95	87

4. 染色体分析法 人类的遗传病中有一类是染色体病。染色体病是由染色体数目异常或结构畸变所引起的,这些畸变可以通过染色体检查来鉴别。对多发性畸形者、体格或智力发育不全的患者、孕早期反复流产妇女,经过染色体检查可以确认其是否存在染色体异常。

5. DNA 分析法 就目前的研究水平和技术手段而言,致病基因的定位与克隆是首要的任务,因为只有真正从基因组中彻底分离出致病基因,才能从根本上揭示遗传病的发生机制,找出预防和治疗对策。随着对遗传病研究的不断深入,人们发现不同遗传病的遗传方式、发病率都有着巨大的差别,因此在致病基因的分离方法与策略上也有所区别。对临床上已经发现并明确的遗传病,首先要进行遗传规律的研究,然后根据此遗传病是否有可检测到的生化指标或蛋白质异常,或者是否总是和某一遗传标志共分离等资料,来确定对致病基因定位和克隆的策略。随着人类基因组研究的不断深入,多态遗传标志的覆盖已经越来越密集,为遗传病致病基因的克隆提供了极大的方便,此时基因的定位成为致病基因克隆的关键。在缺乏任何遗传病相关 DNA 序列信息的情况下,应用最多的定位方法是连锁分析法。运用基因定位的连锁分析法克隆的人类疾病基因已有很多成功的范例,如慢性肉芽肿基因、亨廷顿舞蹈症基因、肝豆状核变性基因等。相对于单基因病致病基因的定位,多基因病相关基因的定位相当困难。

6. 种族差异比较 种族是在繁殖上隔离的群体,也是在地理和文化上相对隔离的人群。各个种族的基因库彼此不同。如果某种疾病在不同种族中的发病率、临床表现、发病年龄、性别、并发症有显著差异,则应考虑该病与遗传有关。例如,中国人的鼻咽癌发病率在世界上居首位,在中国出生侨居美国的华侨鼻咽癌发病率比当地美国人高 34 倍。当然,不同种族生活的地理环境、气候条件、饮食习惯、社会经济状况等方面也各不相同,故在调查不同种族发病率及发病情况时,应严格排除这类环境因素的影响。

除上述方法外,还有伴随性状研究、疾病组分分析、动物模型等方法。

第三节 学习医学遗传学的重要性

随着医学的发展,传染病、营养缺乏病及由环境因素引起的疾病得到或基本得到控制,遗传病已成为临床常见而多发的病种。目前,人群中有 4%～8% 的人受累于单基因病,染色体病群体发病率为 0.5%～1%,多基因病群体发病率为 15%～20%,总的来看,人群中有 20%～25% 的遗传病患者,这不能不引起人们的关注。即使在人群中未患遗传病的个体,每个人带有 4～8 个有害基因,他们虽未发病,但可以把这些有害基因向后代传递,使后代患病。

遗传病严重地威胁着人类的生命和健康。它给人类带来巨大的危害,给患者带来病痛,给家庭带来沉重的经济负担,给家庭成员带来巨大的精神压力,而且直接影响着人口素质的提高,关系到国家、民族的繁荣和昌盛。

目前,医学的发展正走向基因组医学时代。由基因组医学推动的临床医学研究,将从结构基因组、功能基因组和蛋白质组水平上认识疾病;从基因和环境相互作用水平上研究疾病;通过疾病基因组实现对疾病早期诊断、预防和治疗;通过药物基因组、环境基因组深入到个体化医疗。重要疾病的控制和预防,需要发展新的系统模式,包括从机制性研究到临床诊断、治疗。基因芯片(chip)应用到临床,不仅可以高效地进行分子诊断,而且可以鉴定每个人基因组的表达格局,即解读基因组的生物学密码。临床医生可以根据每个人的生物学密码制订个人特异的治疗方案,可以根据每个人的生物学密码判断遗传病的发病风险,可以通过改进生活方式防止发病,使医疗服务从治病走向防病。

医学正在进行一场影响深远的遗传学革命。作为一个医务工作者,必须学习发展中的医学遗传学知识,了解和掌握遗传病诊断和防治的方法,才能为社会带来福祉。

小 结

医学遗传学是专门研究人类遗传病的发病机制、传递规律、再发风险、诊断、治疗和预防等知识的科学,其任务是降低人群中遗传病的发生率,提高人类的健康素质。

当前,遗传病已成为危害人类健康的常见病和多发病。遗传病研究已成为医学研究领域的重要研究项目。遗传病是指由细胞内遗传物质改变所引起的疾病。遗传病具有遗传物质的改变、垂直传递、先天性、家族性和终生性等特点。但遗传病不等于先天性疾病,也不等于家族性疾病。根据遗传物质改变和传递情况的不同,遗传病可分为单基因病、多基因病、染色体病、体细胞遗传病和线粒体遗传病。在不同疾病的病因中,遗传因素和环境因素所占比例各有不同。在遗传病的研究中,常用的方法有系谱分析法、群体筛查法、双生子法、染色体分析法、DNA 分析法、种族差异比较等。医学生只有较好地掌握了医学遗传学知识,才能在医护实践中受益无穷。

能力检测

一、名词解释

医学遗传学　遗传病

二、简答题

1. 简述遗传病的特点和分类。
2. 简述常用遗传病的研究方法。

(姜炳正)

扫码看答案

第二章
遗传的细胞基础

学习目标

说出：细胞器、常染色质、异染色质、X染色质等概念。

说出：剂量补偿学说；细胞的基本结构；人类染色体的结构和特征；重要细胞器的生理功能和病理意义。

学会：人类染色体核型分析方法。

知道：真核细胞的组成与结构。

细胞是生物体形态结构和生命活动的基本单位。除病毒等少数生物外，绝大部分生物是由细胞构成的，但病毒生命活动也必须在细胞中才能体现。细胞根据有无核膜包被的细胞核不同分为原核细胞和真核细胞两类。

细胞生物，根据组成生物体的细胞类型不同分为由原核细胞组成的原核生物和由真核细胞组成的真核生物，根据组成生物体细胞数量不同分为单细胞生物和多细胞生物。原核生物通常为单细胞生物，如细菌、蓝绿藻等。真核生物既有单细胞生物（如酵母菌），又有多细胞生物（如人和动物）。

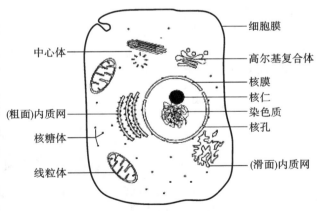

图 2-1　细胞的超微结构图解

真核细胞是细胞的高级形式，结构比原核细胞复杂得多。在光镜下观察，细胞的基本结构包括细胞膜、细胞质、细胞核。在电镜下，我们把有膜包被的结构称为膜相结构，没有膜包被的结构称为非膜相结构。膜相结构包括细胞膜、内质网、高尔基复合体、线粒体、溶酶体、核膜等；非膜相结构包括核糖体、中心体、核仁、染色质等（图2-1）。

第一节　细　胞　膜

一、细胞膜的组成和结构

细胞膜是包围在细胞外周的一层薄膜,又称质膜,有时称为细胞外膜或原生质膜,厚度为 7~8 nm。在电镜下,细胞膜呈现出典型的三层结构,即两个电子密度高的深色致密层,中间夹着电子密度低的浅色疏松层,这三层结构称为单位膜。其实不仅细胞膜如此,细胞内所能见到的各种膜也都是单位膜。人们将细胞膜和细胞内各种膜统称为生物膜。

(一)细胞膜的化学组成

细胞膜主要由脂类、蛋白质和糖类组成,各成分含量分别为 50%、40%~50%、1%~10%。此外,细胞膜中还含有少量水分、无机盐与金属离子等。

1. 脂类　脂类分子由一个亲水的头部(即脂类分子极性端)和一个疏水的尾部(即脂类分子非极性端)组成。脂类主要由磷脂、胆固醇和少量糖脂构成。

2. 蛋白质　膜蛋白质分内在蛋白和外在蛋白两种。内在蛋白疏水的部分直接与磷脂的疏水部分共价结合,两端带有极性,贯穿膜的内外;外在蛋白以非共价键的形式结合在固有蛋白的外端上,或结合在脂类分子亲水的头部,如载体、特异受体、酶、表面抗原等。

3. 糖类　糖类主要是一些寡糖链和多糖链,它们都以共价键的形式和膜脂或膜蛋白结合,形成糖脂和糖蛋白,这些糖链绝大多数是裸露在膜的外侧(非细胞质一侧)。

(二)细胞膜的分子结构

1972 年,桑格(S. J. Singer)和尼克森(G. Nicolson)提出的流动镶嵌模型(图 2-2)为大多数人所接受。该模型的主要要点:流动的脂质分子排列成双层,脂质分子的极性端向外,非极性端向内,形成了膜的基本骨架;蛋白质则与脂质双分子层的内外表面结合,或者嵌入脂质双分子层,或者部分贯穿脂质双分子层、部分露在膜的内外表面;膜脂和膜蛋白都有一定的流动性,使膜结构处于不断变动状态。

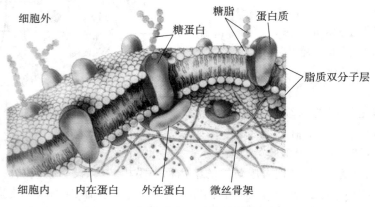

图 2-2　细胞膜的流动镶嵌模型图解

（三）细胞膜的特性

细胞膜具有流动性和不对称性两个明显特性。

细胞膜的流动性主要体现在膜脂流动性和膜蛋白流动性。膜脂有侧向运动、旋转运动、翻转运动、左右摆动等方式。膜蛋白有旋转运动和横向扩散两种方式。

细胞膜的不对称性是指脂质双分子层骨架的内外两层的组成成分和含量不同，而形成了结构和功能的差异性。膜糖只分布在膜的外表面；通过冰冻蚀刻技术得到的细胞膜两个剖面蛋白质颗粒的数量也有明显差异。

二、细胞膜的功能

细胞膜是细胞与细胞外环境的一道屏障，是一种特殊的、具有选择性的半透膜。因此，它是细胞控制物质进出的门户。细胞膜具有物质运输、渗透压调节、膜电位调节、激素作用、酶促反应、细胞识别、电子传递等功能。下面主要介绍物质运输功能。

（一）被动运输

被动运输是将物质顺着浓度梯度由高浓度一侧通过细胞膜进入到低浓度一侧的运输方式，其动力来自物质的浓度梯度，被动运输不消耗细胞代谢的能量，它包括简单扩散、易化扩散等方式（图 2-3）。

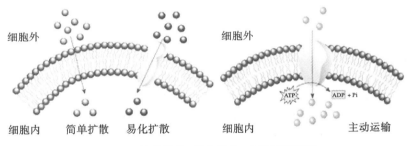

图 2-3　简单扩散、易化扩散、主动运输图解

1. 简单扩散　非极性和脂溶性的小分子由膜的高浓度一侧通过细胞膜向低浓度一侧扩散的过程，称为简单扩散。简单扩散不耗能，不需要载体。如水、尿素、氧气、二氧化碳等的扩散就是简单扩散。

2. 易化扩散　易化扩散是指无机离子和亲水性的小分子，在膜蛋白的帮助下，顺浓度差或电位差通过细胞膜的运输方式。易化扩散需要膜转运蛋白的协助。膜转运蛋白包括载体蛋白和通道蛋白，因此易化扩散又可分为载体蛋白介导的易化扩散和通道蛋白介导的易化扩散（图 2-4）。

（1）载体蛋白介导的易化扩散：载体蛋白与特定被转运物质结合后，通过自身结构的改变将被转运物质转运至细胞膜的另一侧，载体与被转运物质分离后重新恢复原来结构。能通过载体蛋白转运的有葡萄糖、氨基酸等。

（2）通道蛋白介导的易化扩散：通道蛋白是在蛋白中央形成水溶性通道的跨膜蛋白，重要的特性是既可以开放又可以关闭。通道蛋白在转运物质时，中央通道中蛋白质亲水基团分布在通道周围，使亲水性小分子和带电荷的离子经此通道顺浓度梯度转运至膜的另一

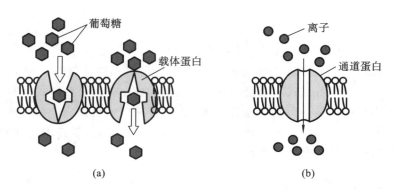

图 2-4 两类膜转运蛋白介导的易化扩散图解

(a)载体蛋白介导的易化扩散;(b)通道蛋白介导的易化扩散

侧。能通过通道蛋白转运的有 Na^+、Ca^{2+}、K^+ 等。

(二)主动运输

主动运输是指离子或小分子物质在载体的协助下,由低浓度一侧通过细胞膜向高浓度一侧转运的过程。主动运输需要消耗大量能量并且需要载体帮助。例如,细胞膜上 Na^+-K^+ 泵,广泛存在于各种细胞膜上,不断把 K^+ 运输至细胞内,把 Na^+ 运输至细胞外,从而维持细胞膜两侧 K^+、Na^+ 的不均衡分布(细胞内低 Na^+ 高 K^+),成为神经和肌肉等组织具有兴奋性的物质基础(图 2-5)。

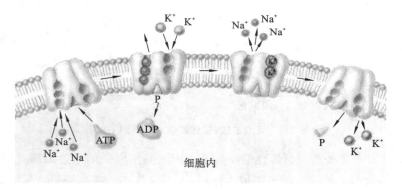

图 2-5 Na^+-K^+ 泵图解

细胞膜对离子与小分子物质的跨膜运输,可通过表 2-1 进行比较。

表 2-1 三种物质运输方式的比较

比较项目	简单扩散	易化扩散	主动运输
转运方向	顺浓度梯度	顺浓度梯度	逆浓度梯度
膜转运蛋白	不需要	载体蛋白或通道蛋白	载体蛋白
能量	不需要	不需要	需要
被转运物质	脂溶性、非极性小分子	无机离子、亲水性的小分子	离子,小分子
举例	水、尿素、氧气、二氧化碳、乙醇、乙醚	葡萄糖、氨基酸	Ca^{2+}、K^+、Na^+

（三）大分子和颗粒物质的跨膜运输——膜泡运输

膜泡运输是指在物质转运的过程中，通过一系列膜囊泡的形成和融合而完成物质运输过程的方式。分为胞吞作用和胞吐作用。

1. 胞吞作用 胞吞作用指物质通过细胞膜的运动从细胞外进入细胞内的过程，包括吞噬和吞饮。液态物质入胞为吞饮，其过程首先是小液滴与细胞膜接触后，细胞膜内陷形成对该液滴的包围，而后细胞膜融合，最后形成吞饮小泡进入细胞质，如小肠上皮对营养物质的吸收等。固体物质入胞为吞噬，其过程是固体物质接触细胞膜后，细胞膜发生变形，伸出伪足包围固体物质，而后伪足互相接触而发生膜的融合，最后形成小体而进入细胞质，如单核巨噬细胞吞噬细菌的过程等（图 2-6）。

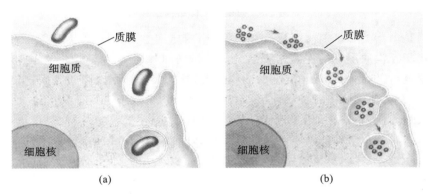

图 2-6 胞吞作用图解

（a）吞噬；（b）吞饮

2. 胞吐作用 胞吐是指通过分泌泡将细胞内大分子物质排出细胞的过程。被运输的某些大分子物质通过形成膜泡逐渐向质膜移动，膜泡与质膜在某点接触并互相融合，在融合处出现裂口，将膜泡内的物质排出，而膜泡的膜也就构成了细胞膜的一部分，如激素的分泌等。

第二节 细 胞 质

细胞质是细胞质膜包围的除核区外的一切半透明、胶状、颗粒状物质的总称，含水量约为 80%。细胞质包括细胞器和细胞质基质。细胞器是悬浮于细胞质中，具有一定化学组成和形态特征，并表现特殊生理功能的结构，包括内质网、高尔基复合体、线粒体、核糖体、溶酶体、中心体等。各种细胞器功能既是独立的又是互相协调统一的。细胞质基质是指细胞质内呈液态的部分，是细胞质的基本成分，主要含有多种可溶性酶、糖、无机盐和水等。

一、内质网

内质网（endoplasmic reticulum）是分布于细胞质中的多功能膜管系统，它由互相连通的囊泡或管状结构组成，在细胞质基质中纵横交错连接成网，故名内质网（图 2-7）。

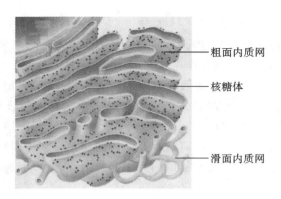

图 2-7　内质网立体结构图解

内质网是由脂类和蛋白质组成。在电镜下，内质网是由一层单位膜形成的囊状、泡状或管状结构相互沟通形成的连续网膜系统。内质网向外与细胞膜相连，向内与核膜、高尔基复合体相连，在细胞内形成了复杂的内膜系统，既扩大了细胞内膜的表面积，又将细胞质分成不同的区域，使细胞内各种代谢活动在一定区域内高效率进行，同时，也大大提高了细胞内物质交换的速率，并保证了细胞内物质的定向流动。

根据其表面是否附着核糖体，内质网分为粗面内质网和滑面内质网。粗面内质网多为扁平囊结构，表面附着大量核糖体，参与蛋白质的合成和运输。一般说来，可根据粗面内质网的发达程度来判断细胞的功能状态和分化程度。滑面内质网是由表面光滑的管状、泡状结构构成，并常与粗面内质网相互连通，它参与物质运输，参与细胞内的糖原、激素、脂类的合成，还参与肌纤维中 Ca^{2+} 的摄取和释放、肝细胞的解毒等功能。

内质网是一种比较敏感的细胞器，许多有害因素，诸如缺氧、辐射、感染、饥饿及某些化学药物等均可引起病理改变。例如，在烧伤、药物中毒后急性坏死的肝细胞及恶性肿瘤的细胞内常可见到内质网肿胀和扩张，严重者可扩张呈空泡状，同时伴有线粒体肿胀，即病理学上的"浊肿"现象。在急性药物中毒性肝炎和病毒性肝炎患者中，常见到肝细胞中粗面内质网的附着核糖体解聚，成为离散状的单核糖体，进而从内质网上脱落，从而导致肝分泌蛋白合成减少，因而血浆蛋白含量下降。

二、高尔基复合体

高尔基复合体（Golgi complex）为网状囊泡结构。在电镜下，高尔基复合体由扁平囊、小囊泡和大囊泡三部分组成（图 2-8），它在细胞中分布和数量依细胞的类型不同而异。小囊泡直径为 40～80 nm，是由附近粗面内质网生芽脱落形成的，可以将粗面内质网中合成的蛋白质转运到扁平囊，故又称运输小泡。扁平囊有 3～10 层，平行紧密排列构成高尔基复合体的主体，它有一面常凸起，称生成面，生成面靠近细胞核，生成面一侧扁平囊是由其周边小囊泡融合形成的；另一面凹陷，称成熟面，成熟面一侧的扁平囊分裂成许多

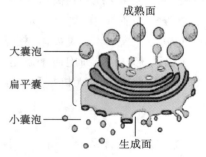

图 2-8　高尔基复合体立体结构图解

的大囊泡。

在蛋白质分泌旺盛的细胞中高尔基复合体发达。高尔基复合体对来自粗面内质网的蛋白质进行加工、修饰、糖化与浓缩，使之变为成熟的蛋白质，如在胰岛细胞中将前胰岛素加工成为胰岛素。

研究认为，高尔基复合体与神经退行性疾病、朊蛋白病以及脑血管疾病有着密切关系。在许多退行性疾病中，神经细胞发生了萎缩，代谢活性低下。高尔基复合体的大小是检验神经细胞代谢活性的重要指标。研究发现，在朊蛋白病患者的病变神经细胞中，高尔基复合体发生了碎裂。

三、线粒体

线粒体（mitochondrion）普遍存在于各种细胞中。光镜下，线粒体呈小杆状和颗粒状，电镜观察呈长椭圆形，由双层单位膜构成（图 2-9）。外膜平滑、较厚，内膜向内折叠，形成许多板状或管状结构，称为线粒体嵴。两层单位膜之间的间隙称为膜间腔，内膜内侧的间隙称为嵴间腔。线粒体嵴上附着有许多球形的基粒，基粒是线粒体进行化学反应的场所。

线粒体的主要功能是为细胞提供能量。细胞能量的95％来自线粒体，故线粒体被人们称为细胞的"供能站"。线粒体含有 DNA、RNA 和核糖体，能独立合成蛋白质，参与生物体性状的表达。

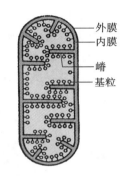

外膜
内膜
嵴
基粒

图 2-9 线粒体的结构图解

四、核糖体

核糖体（ribosome）是由核糖体 RNA（rRNA）和蛋白质组成的椭圆形致密颗粒，是非膜相结构，颗粒大小为 15～25 nm。核糖体由一个大亚基与一个小亚基构成。

核糖体分为游离核糖体和附着核糖体两类。前者分散在细胞质中，它合成的蛋白质主要供细胞生长发育；后者附着于内质网的表面，主要功能是合成某些分泌蛋白。一般情况下，在旺盛增殖的细胞内游离核糖体极多。当正常细胞转化为肿瘤细胞时，内质网减少，附着核糖体随之减少，游离核糖体增加。两种核糖体比例发生变化，是辨别肿瘤细胞的标志之一。

五、溶酶体

溶酶体（lysosome）为有膜包被的小体，内含多种酸性水解酶，如酸性磷酸酶、蛋白酶、核酸酶、糖苷酶、脂酶和溶菌酶等，能分解各种内源性或外源性物质。它们的最适 pH 值为5.0。不同细胞中的溶酶体不尽相同，但均含酸性磷酸酶，故该酶为溶酶体的标志酶。按溶酶体是否含有被消化物质可将其分为初级溶酶体和次级溶酶体。

溶酶体可分解衰老的细胞器和被吞噬到细胞内的细菌等，所以被称为细胞的"消化器官"。溶酶体的消化作用分为异溶作用、自体吞噬作用、自溶作用三种。

1. 异溶作用 异溶作用是指溶酶体消化分解经过吞噬作用摄入细胞内的各种物质的

作用。当含有细菌、病毒等物质的吞噬泡进入细胞后，逐渐靠近溶酶体，并与溶酶体融合，溶酶体内的酶对外来物进行分解、消化，生成可溶性小分子物质。这些物质重新参与细胞的物质代谢。

2. 自体吞噬作用 自体吞噬作用是指溶酶体消化分解细胞内衰老或损伤的细胞器，其降解的产物重新被细胞利用。可见，溶酶体对更新细胞成分、维持细胞的生理功能具有重要作用。

3. 自溶作用 自溶作用是指溶酶体膜破裂，酸性水解酶释放到细胞质中，引起细胞本身消化的作用。在个体正常发生过程中，常可见到某些细胞有规律地死去，这与溶酶体自溶作用有关。如蝌蚪变态过程中尾部消失以及雌性哺乳动物子宫内膜的周期性萎缩等。

溶酶体异常会导致疾病，先天性缺乏某些溶酶体的酶造成溶酶体内的物质不能被消化降解而导致的代谢性疾病，称为先天性溶酶体病。泰-萨氏病是一种先天性溶酶体病，患者细胞内的溶酶体先天性缺乏氨基己糖苷酶 A，致神经节苷脂 M_2 不能降解而储积于脑组织中，引起失明、痴呆、瘫痪，故又名黑蒙性白痴。类风湿关节炎是一种自身免疫性疾病，是由溶酶体膜破裂导致组织细胞损伤引起。此外，肺结核和恶性肿瘤的发生也与溶酶体有关。

六、中心体

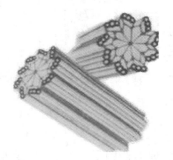

图 2-10 中心体立体结构图解

中心体（centrosome）是球形小体，位于细胞核附近，接近细胞中央，故名中心体（图 2-10）。中心体含有一对互相垂直的中心粒（centriole）。在电镜下观察发现每个中心粒是由 9 组微管组成的圆筒状结构，每组微管又由 3 个亚微管构成，两个圆筒状的中心粒互相垂直。在细胞分裂时，中心体与纺锤体的形成、染色体的移动有关，并参与某些细胞的纤毛与鞭毛的形成。

第三节　细　胞　核

细胞核是真核细胞遗传与代谢的调控中心，是真核细胞区别于原核细胞显著的标志之一。它由核膜、核仁、染色质等组成（图 2-11）。

一、核膜

核膜使细胞核成为细胞中一个相对独立的体系，使核内形成相对稳定的环境。核膜是选择性半透膜，起着控制细胞核和细胞质之间物质交换的作用。

核膜包被在核表面，由内膜、外膜两层构成。两层膜的间隙宽 $10 \sim 15$ nm，称为核周隙。外膜表面有核糖体附着，并与粗面内质网相通，核周隙亦与内质网腔相通，因此，核膜也参与蛋白质合成。核膜上有核孔，占膜面积的 8% 以上。核孔及其周围多种蛋白质构成的复杂结构称为核孔复合体。核功能活跃的细胞核孔数量多，成熟的精子几乎无核孔，而

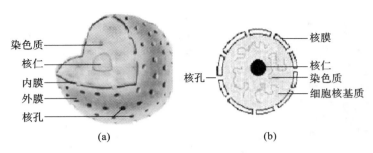

图 2-11 真核细胞核的结构图解

(a)立体图解;(b)平面图解

卵子的核孔极其丰富,成为研究该结构的主要材料。核孔是细胞质和细胞核进行物质交换的孔道,例如,翻译所需的各种 RNA 及组装好的核糖体亚基从细胞核运输至细胞质,DNA 聚合酶、RNA 聚合酶、组蛋白、核糖体蛋白及其各种因子等从细胞质运输至细胞核都是通过核孔进行的。

二、核仁

核仁是形成核糖体前身的部位,大多数细胞可具有 1～4 个核仁。光镜下,核仁呈球形。电镜下,核仁是无膜包裹的海绵网状结构。在合成蛋白质旺盛的细胞里,核仁多而大,如卵子、恶性肿瘤细胞和分泌细胞等;而在不具有蛋白质合成能力的细胞中,核仁很小甚至没有,如肌肉细胞、淋巴细胞和精子等。

核仁的化学成分主要是 RNA 和蛋白质。核仁是 rRNA 合成、加工和核糖体亚基的装配场所。

三、染色质和染色体

染色质是指间期细胞核内分布不均匀、易被碱性染料着色的物质。染色体是指细胞在分裂期,由染色质螺旋折叠而形成的棒状结构。因此,染色质和染色体是同一物质分别在间期和分裂期的两种不同表现形式。

(一)染色质化学组成

染色质的主要成分是 DNA 和组蛋白。DNA 是遗传信息的载体,遗传信息储存在 DNA 分子的核苷酸序列中。组蛋白有 H_1、H_2A、H_2B、H_3 和 H_4 五种。

除组蛋白外,染色质还含有许多其他的蛋白质,我们把这些蛋白质统称为非组蛋白。非组蛋白在细胞中的含量远低于组蛋白,但种类繁多,功能各异。非组蛋白被认为具有调节功能,参与 DNA 的复制、RNA 的转录、基因表达的调控等过程,另外一些非组蛋白则作为结构蛋白构建了染色质的结构。不同种属、不同器官和不同组织的非组蛋白具有特异性。

(二)染色质的类型

根据螺旋化程度不同,染色质分为常染色质和异染色质两种类型(图 2-12)。在 HE 染色的切片上,染色质有的部分着色浅淡,称为常染色质(euchromatin),是核中进行 RNA 转

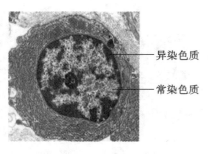

图 2-12　间期细胞核染色质结构图解

录的部位；有的部分着色较深，称异染色质（heterochromatin），是功能静止的部分，故根据核的染色状态可推测其功能活跃程度。

（三）染色质的基本结构

染色质的基本结构单位为核小体（nucleosome）。一个核小体的结构包括长约 200 bp 的 DNA、一个组蛋白八聚体和一个组蛋白 H_1 分子。组蛋白八聚体由 4 种组蛋白（H_2A、H_2B、H_3、H_4）各两分子聚合构成，构成核小体的核心颗粒，约 146 bp 的 DNA 缠绕核心颗粒的外周 1.75 圈。核小体之间由 60 bp DNA 连接，上有一个组蛋白 H_1 分子。

许多核小体彼此通过 DNA 连接，形成直径约 10 nm 的串珠链，即核小体串（图 2-13），构成了染色质的一级结构，也就是基本结构。

（四）染色体形成

核小体串构成染色质的一级结构。在细胞分裂时，核小体串螺旋盘绕，每 6 个核小体螺旋一周形成外径 30 mm、内径 10 nm、螺距 11 nm 的中空螺线管，即为染色质的二级结构；螺线管进一步螺旋盘绕，形成直径约 400nm 的超螺线管，此为染色质的三级结构；超螺线管进一步盘曲折叠，形成直径为 2～10 μm 的染色单体，此为染色质的四级结构（图 2-14）。因此，一条 DNA 分子经过四级的螺旋化、盘绕折叠、压缩而最后成为一条染色体，DNA 的长度总共被压缩了 8400～10 000 倍。

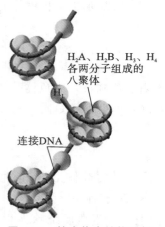

H_2A、H_2B、H_3、H_4 各两分子组成的八聚体

H_1

连接DNA

图 2-13　核小体串结构图解

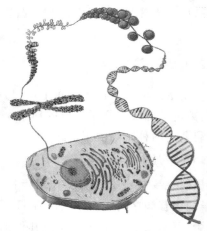

图 2-14　染色体结构图解

第四节　人类染色体与性染色质

一、人类染色体的形态结构

在光镜下观察，分裂中期的染色体形态结构最清晰、最典型。每条染色体由两条姐妹

染色单体组成,两条单体靠着丝粒相连。着丝粒将染色体分为短臂(p)和长臂(q)两部分。两臂的末端各有一特化结构,称为端粒,其对于维持染色体形态结构的稳定性、独立性和完整性具有重要意义。在某些染色体的短臂末端有球形的小体,称为随体,借随体柄与染色体的短臂相连。染色体的着丝粒处向内凹陷,又称为主缢痕。染色体臂上的某些区段出现狭窄,则称为次缢痕。

根据着丝粒的位置不同,把人类染色体分为三种类型:①近中着丝粒染色体,着丝粒位于染色体纵轴的 1/2~5/8 处;②亚中着丝粒染色体,着丝粒位于染色体纵轴的 5/8~7/8 处;③近端着丝粒染色体,着丝粒位于染色体纵轴的 7/8 至末端(图 2-15)。

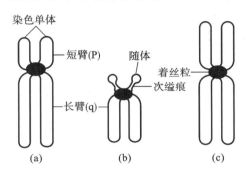

图 2-15 染色体的形态结构图解
(a)亚中着丝粒染色体;(b)近端着丝粒染色体;(c)近中着丝粒染色体

依据丹佛体制,将正常人体细胞中的 46 条染色体分为 23 对,7 个组,分别用 A~G 表示(表 2-2)。其中第 1 至 22 对染色体是男女共有的,称为常染色体。另一对染色体男女不同,女性为 XX,男性为 XY,故 X 染色体和 Y 染色体称为性染色体。

表 2-2 人类染色体分组与各组非显带染色体形态特征

组号	染色体编号	大小	着丝粒位置	次缢痕	随体	鉴别程度
A	1~3	最大	1、3 号近中,2 号亚中	1 号常见	—	可鉴别
B	4~5	大	亚中	—	—	难鉴别
C	6~12,X	中等	亚中	9 号常见	—	难鉴别
D	13~15	中等	近端	都有	有	难鉴别
E	16~18	较小	16 号近中,17、18 号亚中	16 号常见	—	16 号可鉴别
F	19~20	小	近中	—	—	难鉴别
G	21~22,Y	最小	近端	21、22 号常见	21、22 号有	Y 可鉴别

二、人类染色体的识别

染色体核型是指将一个人的体细胞中的全部染色体,根据丹佛体制按其大小、形态特征顺序排列所构成的图像。做出某人的染色体核型,然后与正常核型比较,确定其是否发生变化和具体变化情况的过程,称为核型分析。

染色体核型分析包括非显带染色体核型分析和显带染色体核型分析。非显带染色体核型是从染色体整体分析,因而只能对染色体的大小和形态进行大致的识别。如果要准确区分多数染色体以及染色体的结构改变，则必须依靠染色体显带技术。

（一）非显带染色体核型分析

非显带染色体是按常规染色方法所得到的非显带染色体标本，一般用吉姆萨（Giemsa）染液，使染色体均匀着色。它可根据染色体的数目、结构进行核型分析，对染色体病患者做出初步的诊断（图2-16、图2-17）。

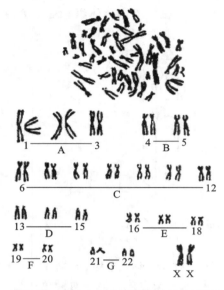

图 2-16　正常女性非显带染色体核型图

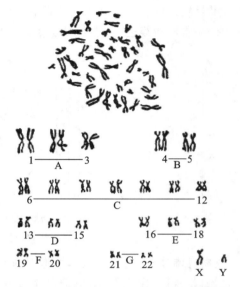

图 2-17　正常男性非显带染色体核型图

（二）显带染色体核型分析

20世纪70年代以来，出现了染色体显带技术，即用各种特殊的染色方法使染色体沿纵轴显现出一条条明暗交替或深浅相间的横纹。显带染色体核型分析，可以准确地识别每一条染色体，而且能够确认染色体的结构畸变，为染色体病的临床诊断和研究提供了有效的手段。

常见的染色体显带技术有Q显带、G显带、R显带、C显带、高分辨G显带等。

下面主要介绍G显带、高分辨G显带。

1. G显带　染色体标本先经过盐溶液、碱、热、胰酶或蛋白酶、尿素及去垢剂等不同处理后。再用吉姆萨染液染色，染色体沿其纵轴显示深浅相间带纹称为G显带。G显带带纹清晰，标本可长期保存（图2-18），因此被广泛用于染色体病的诊断和染色体研究。

2. 高分辨G显带　1971年，人类显带染色体模式图中一套单倍的染色体带纹数仅有320条带。20世纪70年代后期采用了细胞同步化方法和改进的显带技术，在细胞分裂的前期、晚前期或早前期可获得更多分裂象和带纹更多的染色体。现在研究者们可以在G_2期或早前期染色体上显示出3000～10 000条带，这种显带染色体称为高分辨显带染色体。这使染色体的研究逐步深入到分子生物学水平，将有助于发现更多、更微小的染色体结构畸变，使基因定位更准确。

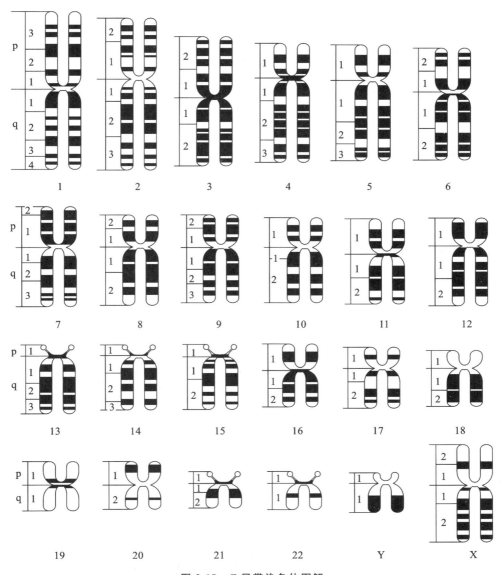

图 2-18 G 显带染色体图解

白色为浅带;黑色为深带;斜纹为可变带

(三) 染色体带的命名

1971 年在巴黎召开的第四届国际人类细胞遗传学会议上,制定了一幅正常人体细胞显带染色体模式图,从而建立了染色体显带技术的统一识别标准。1972 年,爱丁堡会议又确定了区分每一个显带染色体区、带的统一标准,制定了统一的符号和术语,这就是《人类细胞遗传学命名的国际体制》(ISCN)。描述一条显带染色体的术语有界标、区、带、亚带和次亚带等(图 2-19)。

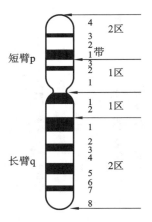

图 2-19 染色体带的命名图解

界标是每条染色体上的稳定的、有显著的形态学特征的部位。它包括染色体长、短臂的末端，着丝粒和某些特殊的带。区是指两相邻界标之间的区域。带是每一条染色体显示的一系列连续的带，即没有非带区，每条带借其着色强度或者是否发出荧光的差异与相邻的带区分开来。采用高分辨染色体技术，带又可以分为亚带和次亚带。染色体区和带的命名从着丝粒开始，沿染色体的长臂和短臂的近端依次编号。

描述一个特定的染色体带的名称，需要依次写明染色体的编号、臂的符号、区的序号、带的序号四项内容。它们之间无间隔或标点。如有亚带或次亚带时，在带后面加"."后，再依次写明亚带或次亚带。例如，1 号染色体、短臂、第 3 区、第 1 带、第 3 亚带、第 3 次亚带表示为 1p31.33。

三、性染色质

性染色质是性染色体在间期细胞核中对应的异染色质部分显示出来的一种特殊结构。人类性染色质包括 X 染色质和 Y 染色质。

（一）X 染色质

男性和女性的性染色体的组成不同，女性有两条 X 染色体，男性只有一条 X 染色体，而 Y 染色体又过于短小，那么，一些位于 X 染色体上的基因产物，在男女体细胞中是否会存在着数量上的差异呢？研究表明，X 染色体上的基因产物在数量上基本相同，为此，1961年 Mary Lyon 提出了 X 染色体失活假说，即莱昂假说，其要点如下：

1. 剂量补偿 女性体细胞中的两条 X 染色体中，只有一条有转录活性，另一条 X 染色体无转录活性，在间期细胞核中呈异固缩状态，形成一个大小约 1 μm 的、紧贴于核膜内侧边缘的浓染小体，称为 X 染色质（图 2-20）。因此男女体细胞中 X 染色体上的基因产物在数量上基本相等，称为剂量补偿。

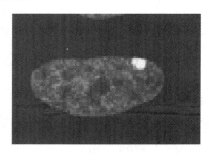

图 2-20 女性口腔上皮细胞的细胞核中 X 染色质图

2. X 染色体的失活发生在胚胎早期 人类 X 染色体的失活大约发生在胚胎发育的第 16 天。

3. X 染色体的失活是随机的 可以是来自父亲的 X 染色体，也可以是来自母亲的 X

染色体。

4. X 染色体的失活是恒定的 一旦细胞内的一条 X 染色体失活,那么由此细胞而增殖的所有子代细胞也总是这一条 X 染色体失活。

（二）Y 染色质

正常男性的间期细胞用荧光染料染色后,在细胞核内可出现一强荧光小体,直径约为 0.3 μm,它是 Y 染色体长臂的一部分,称为 Y 染色质。它存在于正常男性体细胞中,正常女性体细胞中则没有。

X 染色质和 Y 染色质可用于人的性别鉴定。

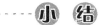

小 结

细胞是生物体形态结构和生命活动的基本单位,细胞分为原核细胞和真核细胞。细胞的基本结构包括细胞膜、细胞质、细胞核。

细胞膜由一层单位膜组成,目前大多数人所接受膜结构模型是流动镶嵌模型,主要要点是脂质双分子层构成膜基本骨架,蛋白质镶嵌其中或附着于表面。细胞膜主要功能是物质运输。

细胞质是细胞生命活动中心。真核细胞细胞质中有线粒体、内质网、高尔基复合体、核糖体、溶酶体、中心体等细胞器,它们既有相对独立的结构和功能,又彼此联系、相互合作,共同担负细胞内的各种生命活动。

细胞核是细胞储存遗传物质的区域,控制着细胞的形态结构、新陈代谢、生长发育、繁殖和分化等特征。真核细胞的细胞核有核膜、核仁、染色质、染色体等结构。

染色体和染色质是同一物质在细胞周期的不同时期的两种表现形式。在间期充分伸展的核小体串称染色质,可分为常染色质和异染色质。间期的染色质在分裂期高度螺旋化,缩短变粗呈条状或棒状的染色体。

将一个人的体细胞中的全部染色体,根据丹佛体制按其大小、形态特征顺序排列所构成的图像称为染色体核型。正常人的体细胞中有46条染色体。通常对有丝分裂中期的细胞的染色体进行核型分析,用于染色体病诊断和染色体研究。

能力检测

一、名词解释

常染色质 异染色质 核小体 染色体核型 X 染色质

二、选择题

1. 染色体和染色质是（ ）。

A. 不同物质在细胞不同时期的两种存在形式

B. 同一物质在细胞不同时期的两种存在形式

C. 不同物质在细胞的同一时期的不同表现

D. 同一物质在细胞的同一时期的不同表现

E. 同种物质在细胞的不同时期的两种不同的存在形式

2. 属于主动运输的特点的是（   ）。

A. 物质从细胞膜低浓度一侧向高浓度一侧转运

B. 不消耗能量

C. 物质从细胞膜高浓度一侧向低浓度一侧转运

D. 需消耗能量

E. 需要蛋白质帮助

3. 真核细胞的染色体主要成分是（   ）。

A. RNA 和组蛋白   B. DNA 和组蛋白

C. DNA 和 RNA   D. DNA 和非组蛋白

E. 核酸和非组蛋白

4. 异染色质是间期细胞核中（   ）。

A. 螺旋化程度高,无转录活性的染色质

B. 螺旋化程度低,无转录活性的染色质

C. 螺旋化程度低,有转录活性的染色质

D. 螺旋化程度高,有转录活性的染色质

E. 螺旋化程度高,永远无转录活性的染色质

5. 根据 ISCN,人类的 X 染色体属于核型中的（   ）。

A. A 组   B. B 组   C. C 组   D. D 组   E. E 组

三、填空题

1. 检测发现某人的体细胞核中有 2 个 X 染色质,该细胞中共有_____条 X 染色体。

2. 着丝粒将染色体分为_____和_____,正常人体细胞中染色体数目为_____条。

3. 近中着丝粒染色体有_____、_____、_____、_____、_____。

4. 描述一个染色体带的名称,需要依次写明_____、_____、_____、_____。

四、简答题

1. 简述细胞膜的特性。

2. 简述 X 染色体失活假说的主要内容。

（白　玉）

扫码看答案

第三章
细胞增殖与配子发生

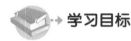

学习目标

说出：同源染色体、联会等概念。

说出：有丝分裂与减数分裂的特点和意义。

知道：有丝分裂与减数分裂异同点；精子与卵细胞发生过程；干细胞生物学特性、种类与临床应用。

细胞增殖是细胞生命活动的特征之一，是细胞通过生长和分裂使细胞数目增加的过程。细胞增殖是生物体生长、发育和繁殖的基础。单细胞生物通过细胞增殖产生后代；多细胞生物由受精卵经过细胞的分裂和分化发育成新个体，成体生物仍然需要细胞增殖补充体内衰老和死亡的细胞。

细胞的生长是指随着组成细胞的物质增加，细胞体积增大的过程。细胞分裂是一个细胞变成两个细胞的过程，分裂前的细胞称母细胞，分裂后形成的新细胞称子细胞。

细胞的分裂主要有无丝分裂、有丝分裂、减数分裂三种方式。

无丝分裂（amitosis）最早是在鸡的胚胎红细胞中发现的。一般是细胞核伸长，中央凹陷变细，呈哑铃状，接着整个细胞从中部缢裂成为两部分，形成两个子细胞，没有发生染色体组装、纺锤体形成等一系列细胞核的变化（图 3-1），在低等生物中较常见。

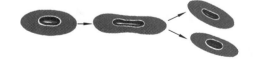

图 3-1　蛙红细胞的无丝分裂图解

有丝分裂（mitosis）是真核生物体细胞进行增殖的主要方式。减数分裂（meiosis）是有性生殖的生物形成生殖细胞时发生的一种特殊的有丝分裂方式。体细胞进行有丝分裂是有周期性的，也就是具有细胞增殖周期。

第一节　细胞增殖周期

细胞增殖周期简称细胞周期,是指连续有丝分裂的细胞,从上一次分裂结束到下一次分裂完成的全过程。从一次有丝分裂开始到有丝分裂结束的时期称为有丝分裂期(M 期),简称分裂期。一次分裂期结束后,不会马上进入下一次分裂期。我们把两次有丝分裂期之间的间隔时期称为间期。因此,细胞周期,也就是一次有丝分裂过程,包括间期和有丝分裂期(表 3-1)。

表 3-1　细胞周期分期

$$
细胞周期 \begin{cases} G_1期(DNA合成前期) \\ S期(DNA合成期) \\ G_2期(DNA合成后期) \\ M期(分裂期,分为前、中、后、末期) \end{cases} \text{间期}
$$

在分裂间期,染色质松散地分布在细胞核内,因此,光学显微镜下细胞核的形态学特点是均质的。但实际上,间期细胞正积极地为细胞分裂做准备。根据细胞内 DNA 的合成情况,间期分为 G_1 期(DNA 合成前期)、S 期(DNA 合成期)、G_2 期(DNA 合成后期)。因此,细胞周期也可以分为 G_1、S、G_2、M 期四个时期。

不同生物、不同组织以及机体的不同发育阶段,细胞周期的时间是不相同的。一般来说,分裂间期占据了细胞周期的 95% 以上的时间,$S+G_2+M$ 期的时间变化较小,而 G_1 期持续的时间差异却很大(表 3-2),故细胞周期的长短主要取决于 G_1 期的长短。

表 3-2　哺乳动物细胞周期的时间

细胞类型	T_{G1}	T_S	T_{G2+M}	T_C
人结肠上皮细胞	9.0	14.0	2.0	25.0
人直肠上皮细胞	33.0	10.0	5.0	48.0
人胃上皮细胞	9.0	12.	3.0	24.0
人骨髓细胞	2.0	12.0	4.0	18.0
大鼠十二指肠隐窝细胞	2.2	7.0	1.2	10.4
大鼠内釉质上皮细胞	16.0	8.0	1.0	27.3
大鼠内淋巴细胞	3.0	8.0	1.0	12.0
大鼠肝细胞	28.0	16.0	3.5	47.5
大鼠精原细胞	18.0	24.5	15.5+2.0	60.0
小鼠小肠隐窝细胞	4.6	6.9	1.0+0.7	13.1
小鼠十二指肠上皮细胞	1.3	7.5	1.5	10.3
小鼠结肠上皮细胞	9.0	8.0	2.0	19.0
小鼠皮肤上皮细胞	87.0	11.82	2.18	101.0
小鼠乳腺上皮细胞	37.7	21.7	3+1.6	64

注:T_C 为细胞周期;T_{G_1}、T_S、T_{G_2+M} 分别为 G_1、S、G_2+M 期的时间。

研究细胞增殖周期可以促进对疾病病因的认识,并可指导疾病的诊断与治疗。如造血障碍引起红细胞增殖不足而酿成再生障碍性贫血,用表皮生长因子治疗皮肤溃疡、白细胞介素治疗乙型肝炎等。细胞周期的研究对于肿瘤病因分析、肿瘤治疗策略、肿瘤药物选择都有极大的帮助。

第二节　有 丝 分 裂

有丝分裂是体细胞增殖的基本方式。一个个体的生长发育从受精卵开始,经过胚胎期、婴幼儿期直到成年期,必须经过细胞的有丝分裂不断增加细胞数目,以及分化形成各种类型的组织、器官、系统。有丝分裂过程包括间期和有丝分裂期。间期又分为 G_1、S、G_2 期。有丝分裂期又分为前期、中期、后期和末期。

一、间期

间期是新的细胞周期的开始,这个时期为细胞分裂期做准备,细胞内部发生着很复杂的变化。间期最大特点是完成 DNA 复制和相关蛋白质的合成,相当于完成了姐妹染色单体的复制过程。因此,间期是整个细胞周期中极为关键的准备阶段。

(一) DNA 合成前期(G_1 期)

此期是从细胞分裂完成到 DNA 合成开始的全部过程,细胞内进行着生物合成,主要是 RNA、酶和蛋白质的合成。G_1 期存在着细胞增殖的"阀门",称限制点,决定细胞是进入 S 期完成分裂,还是留在 G_1 期,也是对植物血凝素(PHA)、生长因子、药物、温度等作用的敏感点。根据细胞能否通过限制点,将 G_1 期的细胞分为持续增殖细胞、终末分化细胞、暂不增殖细胞三种类型(图 3-2)。

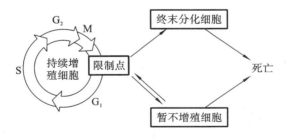

图 3-2　细胞增殖活动图解

1. 持续增殖细胞　又称为周期性细胞,即保持连续分裂能力细胞,不断地由一次细胞分裂进入下一次细胞分裂。如骨髓造血细胞、胃肠道黏膜细胞等。

2. 终末分化细胞　又称不育细胞,即永久性失去分裂能力的细胞。它们永远停在 G_1 期直至死亡,丧失了分裂能力,依靠干细胞进行补充。如神经细胞、成熟的红细胞、表皮角质细胞等。

3. 暂不增殖细胞　又称 G_0 期细胞,它们暂时离开细胞周期,停止分裂,但在适当的刺激下,可重新进入细胞周期进行分裂。例如,肝、肾等器官的实质细胞,平时保持分化状态,只有在受到损伤需要补充时才进行增殖。

（二）DNA 合成期（S 期）

此期是从 DNA 合成开始到结束的全部过程，主要进行 DNA 复制和组蛋白合成。

DNA 复制完成后，DNA 含量加倍。DNA 复制和组蛋白合成是同步进行的、相互依存的。伴随着 DNA 复制，细胞质中新合成的组蛋白迅速进入细胞核，与已经复制的 DNA 结合，组装成核小体，进而形成 2 条核小体串，完成染色质复制。如果用药物抑制 DNA 的复制或组蛋白的合成，细胞就不会进行分裂，临床上某些化疗药物可专门作用 S 期，阻断肿瘤细胞 DNA 合成达到治疗目的。

中心粒完成复制。首先是相互垂直的一对中心粒彼此发生分离，然后各自在其垂直方向形成一个新的中心粒。

（三）DNA 合成后期（G_2 期）

此期是从 DNA 合成结束到分裂期开始的全部过程，主要进行 RNA 和蛋白质的生物合成，为纺锤体和新细胞膜等的形成备足原料，为分裂期做准备。G_2 期持续的时间较短，临床上一些化疗药物对 G_2 期的肿瘤细胞也有一定的疗效。

二、有丝分裂期

该期细胞形态变化较大，确保细胞核内染色体能精确均等地分配给两个子细胞核。根据细胞发生的主要变化，又分为前期、中期、后期和末期（图 3-3）。

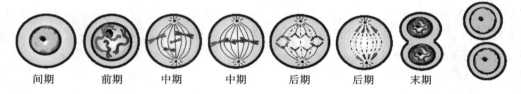

间期　前期　中期　中期　后期　后期　末期

图 3-3　有丝分裂期图解

1. 前期　染色质螺旋缩短变粗形成一定形态结构的染色体。成对中心粒相互分开并向细胞两极移动，同时外围出现放射状排列的微管，形成 2 个星体，两星体逐渐移向两极，中间出现纺锤丝，形成纺锤体。核仁消失，核膜解体（图 3-4）。

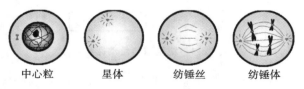

中心粒　星体　纺锤丝　纺锤体

图 3-4　纺锤体形成图解

2. 中期　染色体达到了最大限度地浓缩，形成光镜下最清晰、最易分辨、形态最典型的染色体。每一条染色体由复制形成的两条姐妹染色单体借着丝粒相连。纺锤丝一端与各染色体着丝粒相连，一端与中心体相连。在纺锤丝的作用下，随着中心体移向细胞两极，染色体移动到细胞中央的赤道面上，形成赤道板。

3. 后期　每条染色体的着丝粒一分为二，姐妹染色单体分开变成两条子染色体，两组形态、数目相同的染色体借助纺锤丝的牵引分别由赤道面移向细胞两极。此期细胞中的染色体数目加倍。

4. 末期 两组染色体到达细胞两极后,染色体解螺旋变成染色质,纺锤体消失,核仁重新出现,形成有完整核膜的双核细胞。细胞膜在赤道板处内陷,细胞质一分为二,形成两个子细胞,完成有丝分裂。

知识链接

有丝分裂期各期变化记忆口诀

前期:仁膜消失现两体 中期:形数清晰排赤道

后期:粒裂数增均两极 末期:两体消失现仁膜

植物细胞与动物细胞的有丝分裂的不同点:植物细胞分裂的末期,在赤道板的位置形成细胞板,并向周围扩散形成细胞壁,将细胞质分成两个部分,形成两个子细胞。另外植物细胞没有中心粒的变化。

完成一次有丝分裂,DNA 复制一次,一个母细胞变成两个子细胞,子细胞与母细胞的 DNA 和染色体完全相同。有丝分裂将母细胞的 DNA 经过复制后精确地平均分配到子细胞中去,从而保证了生物体的母细胞和子细胞之间遗传物质的连续性和稳定性。

第三节 减数分裂

在生物体特定部位的特定发育时期,细胞由有丝分裂转而进入减数分裂。减数分裂是生物在生殖细胞形成过程中发生的一种特殊的分裂方式。其主要特点:DNA 只复制一次,细胞连续分裂两次,一个细胞最终产生四个子细胞,结果子细胞中的 DNA 和染色体数目只有原来的一半,故称为减数分裂。减数分裂又分为减数第一次分裂和减数第二次分裂(图 3-5、图 3-6)。

一、减数第一次分裂

减数第一次分裂也称为减数分裂Ⅰ,又可分为前间期、前期Ⅰ、中期Ⅰ、后期Ⅰ、末期Ⅰ。

(一)前间期

在细胞进入减数分裂前,要经历一个很长的间期,同有丝分裂的间期相似,称为减数分裂前间期。此期有两个特点:一是时间长;二是只复制全部的 DNA 的 99.7%,其余 0.3% 在分裂期完成。

(二)前期Ⅰ

前期Ⅰ持续时间比有丝分裂的前期长,而且过程十分复杂,许多特殊事件都发生在这

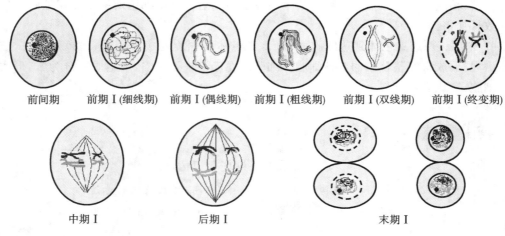

图 3-5　减数第一次分裂图解

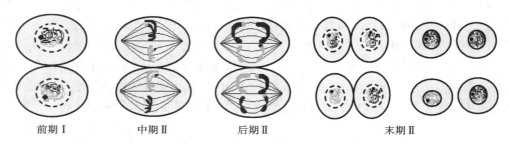

图 3-6　减数第二次分裂图解

个时期。根据染色体的形态及行为特征,该期又分为细线期、偶线期、粗线期、双线期、终变期。

1. 细线期(leptotene stage)　细胞核中染色体呈现细线状,称为细线期。染色单体因染色体上某些 DNA 片段的复制尚未完成,所以辨认不出两条染色单体。

2. 偶线期(zygotene stage)　染色体进一步变得短粗,分别来自父方和母方的形态大小相似的同源染色体两两配对,形成二价体(bivalent)。同源染色体(homologous chromosome)是指一条来自父方、一条来自母方,大小和形态相似的,在减数分裂过程中配对的两条染色体。同源染色体从某一点开始相互靠拢进行配对的过程称联会(synapsis)。人类的 46 条染色体形成 23 个二价体。联会的两条同源染色体之间形成高度保守的复合结构,称为联会复合体。同时,S 期未完成复制的少量 DNA 也在此期完成。

3. 粗线期(pachytene stage)　二价体进一步缩短变粗,在光镜下可看到每个二价体由四条染色单体构成,故称为四分体(tetrad)。此期还可看到同源染色体上相邻的两个非姐妹染色单体之间发生交叉,使染色单体部分片段交换,从而改变了原来的遗传结构,发生了遗传物质的重组。

4. 双线期(diplotene stage)　联会的同源染色体相互排斥发生分离,只有交叉部位连在一起。交叉点远离着丝粒向染色体臂的末端移动,这现象称为交叉端化。

5. 终变期(diakinesis stage)　染色体进一步螺旋化,变得更短更粗,同源染色体仅在其末端靠交叉点结合在一起。核仁消失、核膜解体,纺锤体开始形成。

（三）中期 I

所有靠交叉点连接在一起的同源染色体（即四分体）的两个着丝粒,一个被一极纺锤丝牵引,另一个被相反一极纺锤丝牵引。在纺锤丝的作用下,一对对同源染色体共同移向细胞中部赤道面,形成赤道板。

（四）后期 I

同源染色体在纺锤丝的作用下彼此分离,分别被拉向细胞的两极,每一极只获得同源染色体的一条,即二分体型染色体。非同源染色体向两极的移动是随机的、独立的,即非同源染色体之间以自由组合的方式进入两极。因此,来自父方和母方的非同源染色体此时会发生随机组合,即染色体组的重组。这种重组有利于减数分裂产生的基因组的改变。由于在粗线期同源染色体的非姐妹染色单体发生了一些交换,而使每个二分体的姐妹染色单体的基因组成有所不同。

（五）末期 I

两组二分体型的染色体到达两极后解螺旋变成染色质,纺锤体消失,核仁与核膜重新出现,随后胞质分裂形成两个子细胞。

知识链接

概念区别图解

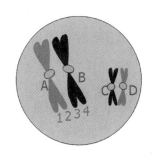

同源染色体:A 与 B、C 与 D 互称。

非同源染色体:A 与 C、A 与 D、B 与 C、B 与 D 互称。

姐妹染色单体:1 与 2、3 与 4 互称。

非姐妹染色单体:1 与 3、1 与 4、2 与 3、2 与 4 互称。

单分体:1、2、3 或 4。

二分体:1 和 2 构成、3 和 4 构成。

二、减数第二次分裂

减数第二次分裂又称为减数分裂 II。可分为前期 II、中期 II、后期 II、末期 II。

1. 前期 II 核仁与核膜消失,染色质螺旋变粗形成染色体,纺锤体形成。此时的细胞仅含有 n 条染色体,而不是 n 对染色体。每条染色体有两条姐妹染色单体组成,而每条染色体的姐妹染色单体的基因组成有所不同。

2. 中期 II 每个二分体的着丝粒被两极的纺锤丝附着,在纺锤丝的作用下,所有二分体移向赤道面,形成赤道板。

3. 后期 II 每个二分体的着丝粒一分为二,两个姐妹染色单体分开变成两个单分体,在纺锤丝作用下移向细胞的两极。

4. 末期Ⅱ 移到细胞两极的单分体解旋变成染色质,纺锤体消失,核仁与核膜出现,形成两个细胞核,细胞膜自中部内陷,细胞质一分为二,分别形成两个子细胞,减数分裂即告完成。结果,经过两次分裂形成 4 个细胞中,各含有 n 个单分体即 n 条染色体,因而子细胞中的染色体数目比体细胞的减少一半。

减数分裂与有丝分裂的相同点在于 DNA 都只复制一次,不同点除了分裂次数、子细胞个数和子细胞中染色体数有区别外,减数分裂还发生了同源染色体的联会、非姐妹染色单体的交叉互换、非同源染色体之间自由组合。

减数分裂是生殖细胞形成过程中的必要阶段,具有十分重要的生物学意义。具体表现在:①通过减数分裂,生殖细胞中染色体数目减半,受精作用后染色体数目又加倍,这样保证了亲代与子代之间染色体数目的恒定。②减数分裂过程中发生同源染色体分离、非同源染色体的随机组合、非姐妹染色单体的交叉互换,在细胞学上证实了遗传的三大定律。③减数分裂能形成不同染色体组成的生殖细胞,使后代个体间表现出多样性,为生物变异提供丰富的原材料。如:有 2 对同源染色体的细胞中,经过减数分裂可形成 $2^2=4$ 种染色体组合的生殖细胞;有 3 对同源染色体的细胞中,经过减数分裂可形成 $2^3=8$ 种染色体组合的生殖细胞。人类体细胞有 23 对同源染色体,按理论计算,经过减数分裂就可以形成 $2^{23}=8\ 388\ 608$ 染色体组合的生殖细胞。如果再考虑同源染色体之间的非姐妹染色单体之间交叉互换,则更加增大了各生殖细胞的基因组成的差异,这种正常的组合差异是造成子代遗传多样性的细胞学基础。所以,遗传性的稳定性是相对的,而遗传性的变异性是绝对的。

第四节　配子的发生

配子的发生是指精子和卵子的形成过程。精子和卵子是人类的生殖细胞,它们是连接上下两代的桥梁和传递遗传物质的媒介,在输卵管中受精形成受精卵,种植在子宫中发育成胎儿。

一、精子的发生

精子的发生在男性睾丸中的精细小管中进行,分为增殖期、生长期、成熟期和变形期四个时期(图 3-7)。

1. 增殖期 睾丸精细小管上皮中的精原细胞通过有丝分裂不断增加细胞数目,它们的染色体条数和体细胞一样,都是二倍体,核型为 46,XY。

2. 生长期 精原细胞的体积逐渐增大,成为初级精母细胞。

3. 成熟期 初级精母细胞经过减数第一次分裂形成两个次级精母细胞,变成单倍体,核型分别为 23,X 和 23,Y。再经过减数第二次分裂形成精细胞,核型不变。

4. 变形期 精细胞经过形态和生理变化,发育成具有头、颈和尾的蝌蚪状能运动的精子。

精子的发生从男性青春期开始不断进行,一般需要两个月完成。形成的精子储存在附

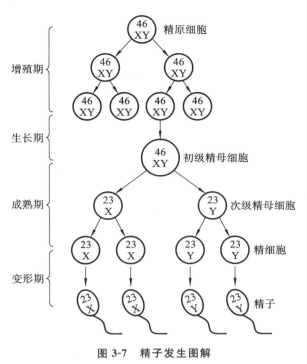

图 3-7 精子发生图解

睾中,与精浆组成精液。男性在一生中产生的精子总数约 1 万亿个,即 10^{12} 个,男性老年期仍有精子发生,但突变率较高。

二、卵子的发生

卵子的发生在女性的卵巢中进行,过程与精子的发生相似,分为增殖期、生长期、成熟期三个时期,但无变形期(图 3-8)。

1. 增殖期 卵巢的卵原细胞通过有丝分裂增加细胞数目,染色体条数和体细胞一样,都是二倍体,核型为 46,XX。

2. 生长期 卵原细胞的体积逐渐增大,成为初级卵母细胞,细胞质中积累了大量的卵黄、RNA 和蛋白质等营养物质。胚胎发育后期,初级卵母细胞被卵泡细胞包围构成卵泡。

3. 成熟期 初级卵母细胞经过减数第一次分裂形成一个次级卵母细胞和一个体积较小的第一极体,核型都是 23,X。再经过减数第二次分裂,次级卵母细胞形成一个卵子和一个第二极体,第一极体形成两个第二极体。

人的卵子的发生过程是不连续的、间断发生的。从卵原细胞到卵子的形成过程可长达十余年到数十年。卵原细胞的增殖在胚胎发育早期进行。女婴胚胎中的卵原细胞总数为400 万～500 万。在胚胎发育的 5 个月左右,卵原细胞就已生长成为初级卵母细胞,开始进行减数分裂。女婴出生后,大部分的初级卵母细胞逐渐退化、消失,只留下 400 个左右的初级卵母细胞继续发育,进行到前期Ⅰ的双线期时停滞。从青春期开始,又恢复减数分裂,进行到减数第二次分裂的中期Ⅱ停滞。女性每个月有一个卵泡发育成熟进行排卵,故排卵是将次级卵母细胞和第一极体由卵巢排出。在输卵管中次级卵母细胞若遇见精子,继续减数

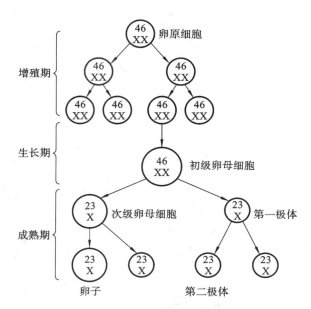

图 3-8　卵子发生图解

分裂形成卵子进行受精,若没有遇见就会蜕变死亡。由此可见,初级卵母细胞将受许多环境因素的影响而发生减数分裂的异常,导致生殖细胞中染色体异常,这就是高龄孕妇更容易生出染色体异常患儿的原因。

精子和卵子的发生存在各自的特点,见表 3-3。

表 3-3　精子和卵子的发生不同点比较

	精子	卵子
发生时间	从青春期开始	从胎儿时期
分裂方式	均等分裂	不均等分裂
产生数量	一个初级精母细胞形成 4 个精子	一个初级卵母细胞形成一个卵细胞
形态变化	精子要变形,在附睾中成熟,利于快速运动	卵细胞体积大,利于储备营养物质

第五节　干　细　胞

构成人体的细胞分为两大类:第一类是功能细胞,人体的各种生理活动依靠这些细胞来完成。例如,心脏有节律地收缩和舒张由心肌细胞实现。第二类是干细胞,细胞和人一样也会死亡,正常的细胞会凋亡,外界因素会导致细胞坏死,这就需要干细胞增殖出功能细胞来代替凋亡和坏死的细胞。

一、干细胞概念及分类

（一）干细胞的概念

干细胞（stem cell）是一类具有无限自我更新能力和多向分化潜能的细胞。干细胞存在人体或动物个体整个发育过程中的各种组织中。干细胞在特定条件下分化成不同的功能细胞，形成多种组织器官，是个体生长发育、组织器官结构和功能的动态平衡以及其损伤后的再生修复等生命现象发生的重要基础。利用干细胞技术能够治疗诸如脑瘫、中风、白血病、心肌梗死、糖尿病、帕金森病等多种疾病。干细胞研究成为生物医学领域研究的热点。

（二）干细胞类型

干细胞根据发育潜能高低，依次分为全能干细胞、多能干细胞和单能干细胞。干细胞根据来源分为胚胎干细胞和成体干细胞。

全能干细胞是具有形成完整个体的潜能的干细胞，如受精卵在形成胚胎过程中四细胞期之前任一细胞皆是全能干细胞，具有发育成独立个体的能力。多能干细胞是具有发育成多种组织的潜能，但无法发育成完整个体，发育潜能受到限制的干细胞，如骨髓造血干细胞能不断地向人体补充红细胞、白细胞和血小板等血细胞，但不能分化出造血系统以外的其他的细胞。单能干细胞，也称专能干细胞，是指只能向一种类型或密切相关的细胞分化的干细胞，如上皮组织基底层的干细胞、肌肉中的成肌细胞（图 3-9）。

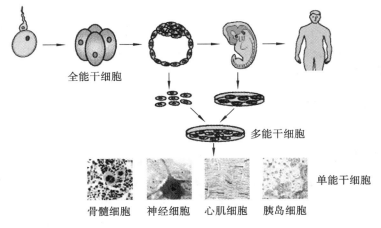

全能干细胞

多能干细胞

单能干细胞

骨髓细胞　　神经细胞　　心肌细胞　　胰岛细胞

图 3-9　细胞潜能分化图解

胚胎干细胞是指胚胎发育早期即受精卵发育分化初始阶段的一组具有多向分化潜能和自我更新能力的干细胞。胚胎干细胞具有原始细胞的形态和生化特征，具有向三个胚层组织细胞分化发育成一个完整的个体的潜能。因此，胚胎干细胞的发育等级较高，是全能干细胞。1981 年英国剑桥大学的 Evans 和 Kaufman 首次成功分离出小鼠胚胎细胞，然而，人类胚胎干细胞的研究引起了世界范围内的争议。目前人类胚胎干细胞已经成功在体外培养。

成体干细胞又称组织干细胞，它们存在于机体的各种组织中，一旦需要，便可按发育途径形成新的功能细胞，从而使组织和器官保持生长和衰退的动态平衡。成体干细胞的发育等级较低，属于多能或单能干细胞。目前，在脊髓、脑、血管、骨骼肌、肝、胰、视网膜、神经等组织中发现了成体干细胞。

二、干细胞生物学特性

干细胞主要生物学特性有：

（1）干细胞形态上通常为圆形或椭圆形，体积较小，核质比相对较大，各种细胞器不够发达。

（2）干细胞具有较高的端粒酶的活性、具有各自特异的生化分子。干细胞各自特异的生化分子标志常被用于鉴定其在组织中存在和评价其分化程度。

（3）干细胞增殖具有自稳性。在生物体个体发育漫长的一生中，干细胞不断自我更新并维持自身数目恒定，这就是干细胞增殖的自稳性。

（4）干细胞增殖具有缓慢性。绝大多数干细胞处于 G_0 期。这种特性有助于干细胞对特定的外界信号做出反应，以决定其是进入增殖状态，还是进入特定的分化程序，也有助于减少基因发生突变的危险，使干细胞有更多时间发现和校正复制错误。

（5）干细胞分化具有限定性。除了少部分胚胎干细胞具有全能性外，处于不同发育阶段和不同组织器官中的干细胞分化潜能受到严格的限制。大部分干细胞通常只能分化产生其所在组织内或与之对应的特定功能细胞，即只产生其组织相关的细胞类型，而不产生其他组织的细胞类型，如神经干细胞只能产生神经组织细胞、小肠干细胞只能产生小肠组织细胞。

（6）干细胞分化具有一定可塑性。在某些特殊条件下，干细胞分化可以失去限定性，而产生其他组织的细胞类型，如成体造血干细胞分化形成肌细胞和肝细胞、神经干细胞分化形成造血细胞等。

三、干细胞的临床应用

干细胞的用途非常广泛，涉及医学的多个领域，主要表现在以下几个方面。

（一）研究人类胚胎发育机制及影响因素

人类是从受精卵发育成胚胎，最终形成成熟个体的，而早期胚胎体积小，又在子宫内发育，要想在体内研究发育机制及影响因素是很困难的。人胚胎干细胞具有发育的全能性，在特定的体外培养条件和诱导剂的作用下，能够分化为神经、肌肉、软骨、血细胞和成纤维细胞等，这可以帮助理解人类发育过程中的复杂事件，促进对人胚胎发育细节的研究。

（二）改进药品研制和安全性实验的方法

新药物治疗方法需要用人类细胞系进行实验。目前用于药物筛选的细胞都来源于动物或癌细胞等非正常的人体细胞，而胚胎干细胞可以经体外定向诱导，提供各种组织类型的人体细胞，使更多类型的细胞实验成为可能。虽然这些实验不可能取代动物和人体实验，但会使药品研制的过程更为有效。只有细胞系实验表明药品是安全的且效果良好，才有资格在实验室进行动物和人体实验。在候选药物对各种细胞的药理作用和毒性试验中，胚胎干细胞提供了对新药的药理、药效、毒理等细胞水平的研究手段，大大减少了药物检测所需动物的数量,降低了成本。胚胎干细胞还可用来研究人类疾病的发生机制,以便找到有效的治疗方法。

（三）研究人体细胞、组织和器官,用于创伤修复、疾病治疗和组织工程

人类许多疾病是因为组织器官坏死、功能障碍或者免疫缺陷,究其原因在于致病因素抑制或者破坏了干细胞的正常再生机制,不能及时对组织器官进行修复。如糖尿病、癌症、帕金森病、脊柱损伤等疾病,目前临床上传统的疗法有外科重建、药物治疗和器官移植等,但这些治疗方法的效果都不尽如人意,科学家正在从干细胞的研究中寻找答案。临床上用干细胞治疗疾病可分为三个阶段:①成体干细胞直接移植给相应组织坏损的患者,如骨髓移植治疗白血病就是移植造血干细胞;②在体外对干细胞进行诱导,或者对干细胞进行基因修饰,对经过"定向分化"或"基因修饰"后的干细胞进行筛选,把合格的细胞移植给患者;③利用干细胞进行器官再造,然后对患者实行器官替代(图3-10)。

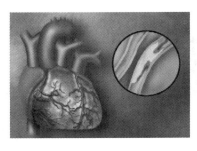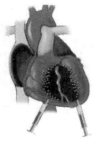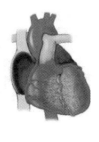

图3-10　干细胞移植治疗心脏病图解

应用干细胞治疗疾病,和传统方法比较有很多的优点:①低毒性(或无毒性),一次给药,长期有效;②不需要完全了解疾病发病的确切机制;③可避免产生免疫排斥反应。

应用干细胞治疗疾病需要解决四个问题:①如何获得需要的干细胞? ②如何把干细胞转化成患者所需的功能细胞? ③如何克服免疫排斥反应? ④如何诱导干细胞形成一个具有一定解剖结构的器官? 此外,还存在一些伦理道德上的争论。

知识链接

干细胞治疗案例

德国杜塞尔多夫大学医院的心脏医学专家施特劳尔运用自体干细胞移植治疗一名心肌梗死患者获得成功,是世界上第一个自体干细胞移植治疗心脏病成功的病例。46岁的患者发生心肌梗死,大约1/4的心脏肌肉组织被破坏。收治住院后便对他进行了自体干细胞移植手术,从患者的脊椎中取出干细胞经过必要处理后,又将其注入借助"球体膨胀法"撑开的梗死动脉中。手术10个星期后,心肌梗死的范围缩小了近1/3,功能也得到明显改善。植入的干细胞成功地再造了被破坏的心肌组织,再造的心肌也已部分地承担起已坏死组织的功能。

小 结

　　人的生命起源于受精卵,受精卵经过有丝分裂产生大量的体细胞,人性成熟后产生精子和卵子时经历减数分裂。发生一次有丝分裂,DNA复制一次,一个母细胞变成两个子细胞,子细胞与母细胞的DNA和染色体相同。发生一次减数分裂,DNA复制一次,细胞却连续分裂两次,一个母细胞变成四个子细胞,子细胞的DNA和染色体只有母细胞的一半。

　　干细胞是一类具有自我更新能力和多向分化潜能的细胞。根据干细胞的发育潜能分为全能干细胞、多能干细胞和单能干细胞;根据干细胞所处的发育阶段分为胚胎干细胞和成体干细胞。干细胞具有许多生物学特性。干细胞的用途非常广泛,涉及医学的多个领域。

能力检测

一、名词解释

同源染色体　干细胞

二、选择题

1. 细胞有丝分裂过程中,发生在分裂间期的有（　　）。

A. 两个姐妹染色单体分离形成了两条染色体

B. 染色质变成了染色体

C. 每个细胞中DNA分子数增加了一倍

D. 每个细胞染色体数增加了一倍

E. 合成了大量的蛋白质

2. 细胞有丝分裂过程中,着丝粒分裂发生在（　　）。

A. 间期　　　　　B. 前期　　　　　C. 中期　　　　　D. 后期　　　　　E. 末期

3. 某生物体细胞中有 n 对同源染色体。则它的精原细胞、初级精母细胞、次级精母细胞和精子的 DNA 数依次是（　　）。

A. $2n$、$2n$、$4n$、n　　　　　　　　B. $2n$、$2n$、n、n　　　　　　　　C. $2n$、$2n$、$2n$、n

D. $2n$、$4n$、$2n$、n　　　　　　　　E. $2n$、$4n$、$2n$、$2n$

4. 细胞周期中,时间变化最大的时期是（　　）。

A. G_0 期　　　　B. G_1 期　　　　C. S 期　　　　D. G_2 期　　　　E. M 期

5. 具有无限自我更新能力和多向分化潜能的细胞称为（　　）。

A. 上皮细胞　　　　　　　　B. 干细胞　　　　　　　　C. 胚胎干细胞

D. 杂交瘤细胞　　　　　　　E. 成体干细胞

6. 下列属于全能干细胞的是（　　）。

A. 红细胞　　　　　　　　　B. 神经干细胞　　　　　　　C. 胚胎干细胞

D. 免疫细胞　　　　　　　　E. 造血干细胞

7. 具有发育成多种组织的能力,但无法发育成完整个体的细胞称（　　）。

A. 全能干细胞   B. 多能干细胞   C. 单能干细胞

D. 胚胎干细胞   E. 干细胞

三、填空题

1. 下图是三个不同时期的细胞分裂图,请回答以下问题。

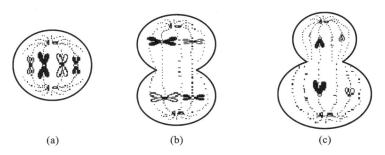

    (a)   (b)   (c)

(1) 图(a)细胞处于 _____ 分裂的 _____ 期,细胞内有 _____ 条染色体、_____ 条染色单体。

(2) 图(b)细胞处于 _____,含 _____ 条染色体, _____ 条染色单体,称为 _____ 细胞。该细胞分裂后形成子细胞含 _____ 条染色体, _____ 条染色单体,称为 _____ 细胞。

(3) 图(c)处于 _____,此细胞的名称是 _____,它形成的子细胞称为 _____。

(4) (a)、(c)两图中的染色体数之比为 _____,(a)、(c)两图中 DNA 数之比为 _____。

2. 细胞分裂的方式有 _____、 _____ 和 _____。

3. 精子在 _____ 中产生,卵子在 _____ 中产生。精子和卵子在 _____ 中受精。

四、简答题

1. 比较有丝分裂与减数分裂的异同点。

2. 比较精子与卵子的产生异同点。

3. 简述干细胞的生物学特性。

(姜炳正)

扫码看答案

第四章
遗传的分子基础

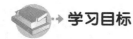

学习目标

说出:遗传物质的结构;基因的结构与功能。

知道:诱发基因突变的因素。

知道:人类基因组计划。

人类遗传物质的结构特征和变化规律决定了人类的健康状况。高等生物的遗传物质通过亲代产生的生殖细胞向后代传递,以控制后代细胞增殖、代谢和分化。本章主要介绍遗传物质的结构与功能,为进一步学习医学遗传学奠定基础。

第一节　遗传物质的结构

生物的遗传物质是核酸。核酸分为脱氧核糖核酸(DNA)和核糖核酸(RNA)两类。绝大多数生物的遗传物质是 DNA,极少数病毒的遗传物质是 RNA。高等生物的遗传物质主要存在于染色体上,因此,染色体是遗传物质的主要载体。

一、DNA 的结构

DNA 的基本组成单位是脱氧核苷酸。每个脱氧核苷酸由一分子磷酸、一分子脱氧核糖和一分子含氮碱基三部分组成。组成 DNA 的碱基有四种,即腺嘌呤(A)、鸟嘌呤(G)、胞嘧啶(C)和胸腺嘧啶(T),故组成 DNA 分子的基本单位是四种脱氧核苷酸:脱氧腺苷酸(dAMP)、脱氧鸟苷酸(dGMP)、脱氧胞苷酸(dCMP)和脱氧胸苷酸(dTMP)。组成 DNA 分子的多聚脱氧核苷酸链是由脱氧核苷酸单位依次通过 $3',5'$-磷酸二酯键连接起来的链状化合物,其具有 $5'{\rightarrow}3'$ 方向性(未形成磷酸二酯键的 $5'$-磷酸为 $5'$ 末端;未被酯化的糖基 $3'$-OH 为 $3'$ 末端)。

1953 年 Watson 和 Crick 根据 X 射线衍射图样及各种化学分析的数据,提出了 DNA 的双螺旋结构模型。这个获得举世公认的模型揭示了遗传信息是如何储存在 DNA 分子中,又是如何得以传递和表达的,由此揭开了现代分子生物学发展的序幕,对生物学和遗传学的发展做出了巨大贡献。除某些已知的小分子噬菌体的 DNA 是单链结构之外,大多数生物的 DNA 分子都是双链,具有双螺旋结构。双螺旋结构模型的主要内容如下:

(1) DNA 分子是由两条长度相同、方向相反的多聚脱氧核苷酸链平行围绕同一中心轴形成的双排右手螺旋结构;双螺旋表面有深沟和浅沟,目前认为这些沟状结构与 DNA 和蛋白质间的识别有关。

(2) 双螺旋的直径为 2 nm,脱氧核苷酸中磷酸基团和脱氧核糖构成了螺旋的糖-磷酸骨架结构,位于螺旋的外侧;碱基从骨架突出指向螺旋的内侧。碱基平面都垂直于螺旋的纵轴,两个相邻碱基之间的堆砌距离为 0.34 nm,旋转的夹角为 36°,10 个脱氧核苷酸残基旋转一周,螺距为 3.4 nm。

(3) 两条多聚脱氧核苷酸链通过碱基间的氢键连接,腺嘌呤与胸腺嘧啶形成两个氢键(A＝T),鸟嘌呤与胞嘧啶形成三个氢键(G≡C)。这种碱基间的氢键连接配对原则,称为碱基互补规则。碱基互补规则是 DNA 复制、转录、反转录的分子基础。

(4) DNA 双链结构的稳定横向依靠两条链互补碱基间的氢键维持,纵向依靠碱基平面间的疏水性堆积力维持。因此,疏水性堆积力和氢键共同维系 DNA 双螺旋结构的稳定。

上面所说的 DNA 双螺旋结构的特征,是所谓的 B-DNA 所具有的构象,但 DNA 的螺旋结构是可变的,若湿度改变或由 DNA 钠盐变为钾盐、铯盐等则会引起构象的变化,形成 A-DNA、C-DNA、D-DNA 等构象。

二、RNA 的结构

RNA 基本单位是核苷酸。RNA 一般是由核苷酸依次通过 3′,5′-磷酸二酯键连接起来的单链无分支核酸分子。与 DNA 相比,RNA 结构有 4 个主要特征:①具有核糖,而没有脱氧核糖;②有尿嘧啶(U),没有胸腺嘧啶(T);③一般以单链形式存在,没有 DNA 互补碱基等关系,但链内部分碱基互补配对形成局部双螺旋结构(U 和 A,C 和 G);④稀有碱基较多。

参与细胞基因表达的 RNA 主要有信使 RNA(mRNA)、转运 RNA(tRNA)和核蛋白体 RNA(rRNA)三大类。

(一) 信使 RNA(mRNA)

遗传信息从 DNA 分子抄录到 RNA 分子中的过程称为转录(transcription)。在真核生物中,最初转录生成的 RNA 称为不均一核 RNA(hnRNA);hnRNA 是 mRNA 的未成熟前体。hnRNA 经过剪接,被去掉了一些片段,余下的片段被重新连接在一起形成信使RNA。信使 RNA 是蛋白质合成的模板。

(二) 转运 RNA(tRNA)

转运 RNA 在蛋白质合成中作为氨基酸的载体,把氨基酸转运到核糖体上作用。tRNA 中含有 10%～20% 的稀有碱基,如甲基化的嘌呤(^{m}G、^{m}A)、双氢尿嘧啶(DHU)、次黄嘌呤等。tRNA 分子内的核苷酸通过链内碱基互补配对形成多处局部双螺旋结构,未成双螺旋的区带构成所谓的"环"和"袢"。现发现的所有 tRNA 二级结构均可呈现所谓的三叶草样(图 4-1)。tRNA 二级结构特点:①从 5′末端起第一个环是以含二氢尿嘧啶为特征

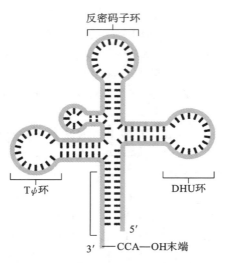

图 4-1 tRNA 的二级结构图解

的 DHU 环;②第二个环为反密码子环,其环中部的三个碱基可以与 mRNA 中的三联体密码子形成碱基互补配对,构成所谓的反密码子,在蛋白质合成中起解读密码子,把正确的氨基酸引入合成位点的作用;③第三个环为 Tψ 环,以含胸腺核苷和假尿苷为特征;④在反密码子环与 Tψ 环之间,往往存在一个襻,由数个乃至二十余个核苷酸组成;⑤所有 tRNA 的 3′末端均有连接氨基酸的 CCA—OH 结构。通过 X 射线衍射等结构分析方法,发现 tRNA 的共同三级结构均呈倒 L 形。

(三)核蛋白体 RNA(rRNA)

核蛋白体 RNA 是细胞内含量最多的 RNA,占 RNA 总量的 80% 以上。rRNA 与核糖体蛋白共同构成了核蛋白体,称为核糖体。原核生物和真核生物的核糖体均由大、小亚基组成。

除了上述三种 RNA 外,细胞内还存在许多其他种类的小分子 RNA,这些小分子 RNA 统称为非 mRNA 小 RNA(snmRNAs)。snmRNAs 主要包括核内小 RNA(snRNA)、核仁小 RNA(snoRNA)、胞质小 RNA(scRNA)、小片段干扰 RNA(siRNA)、催化性小 RNA 等。这些 snmRNAs 在 hnRNA 和 rRNA 的转录后加工、转运以及基因表达的调控方面有重要的生理作用。

第二节　人类基因组和人类基因

一、人类基因组

人类基因组是人类一个细胞所含有的全部遗传物质的总和,包括细胞核基因组(简称为核基因组)和线粒体基因组。核基因组位于细胞核的染色体上,而线粒体基因组位于细胞质的线粒体上。

（一）核基因组

人类核基因组由基因及基因相关序列、基因外序列所构成（图 4-2）。基因及基因相关序列包含：①编码序列，编码蛋白质或 RNA；②调控序列；③非翻译序列，如内含子等。基因外序列主要由重复序列片段构成。人类基因组的重复序列可构成串联重复序列，如微卫星，也可散在于基因组的多个部位，称散在重复序列。人类核基因组已经知道的序列约为 2.85×10^9 个碱基对，但还有一小部分序列尚不清楚。

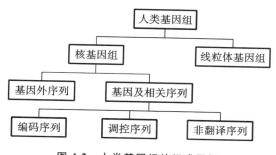

图 4-2　人类基因组的组成图解

人类核基因组远比线粒体基因组大，所含的基因更多，且核基因比线粒体基因复杂得多。

（二）线粒体基因组

线粒体基因组远比核基因组小，长 16 569 bp，含两条环状 DNA 链：含 G 较多的链称为重链（H 链），含 C 较多的链称为轻链（L 链），共编码 37 个基因，其中 2 个编码 rRNA，22 个编码 tRNA 和 13 个编码多肽链。

线粒体基因组所使用的密码子与核基因组相比有一些区别，线粒体基因组与原核基因组更为接近，如内部结构精简、裸露不结合蛋白质、基因组为环状等。因此认为线粒体基因组来源于原核细胞。

二、人类基因的概念及种类

经典遗传学认为，基因（gene）是控制生物性状的遗传物质的功能和结构单位。随着分子生物学的发展，现代遗传学认为，基因是基因组中携带遗传信息的最基本的物理和功能单位。人类基因分为蛋白质编码的基因及为 RNA 编码的基因。一个基因的结构除了编码特定功能产物的 DNA 序列，还包括对这个特定产物表达所需的邻接 DNA 序列。在对某些遗传病的家系研究中发现，虽然基因的编码部分结构完整未发生改变，但如果其邻接 DNA 序列发生了改变，如邻接序列某些区域单个碱基替换等可使功能产物不能表达，从而引起遗传病。

随着人类基因组计划研究的深入和结构基因组学的基本完成，已知人类每个体细胞中染色体 DNA 构成 2 个基因组（genome）。每个基因组的 DNA 在结构和功能上有较大差异，现已知与蛋白质合成有关的基因序列只占人类基因组序列的 1.1%，绝大部分 DNA 序列是不表达的，构成基因间的间隔序列、插入序列、重复序列等。根据基因组 DNA 的碱基排列顺序重复出现数目的大小即拷贝数的多少，将基因组中的 DNA 序列分为单一序列、重复序列、多基因家族、拟基因。

(一) 单一序列

在人的基因中,单一序列指一个基因组中只出现一次或少数几次的 DNA 序列。单一序列占人类基因组的 60%～70%,一般长 800～1000 bp。大多数编码蛋白质类的基因即结构基因(structural gene)为单一序列。

(二) 重复序列

重复序列是指在基因组中有很多拷贝的 DNA 序列。重复序列占人类基因组的 30% 以上,部分重复序列与染色体的结构有关,还有大部分的重复序列的生物学功能还有待于进一步研究。根据重复序列的大小和拷贝数的多少,重复序列又分为高度重复序列、中度重复序列。

1. 高度重复序列 一般的高度重复序列较短,结构简单,长度在 2～200 bp 之间,在基因组中重复频率高,可达 10^6 以上,在基因组中所占比例随种属而异,占 10%～60%,在人基因组中约占 10%。

(1) 卫星 DNA:将基因组 DNA 切成小片段后,经密度梯度离心后,在 DNA 主峰旁会形成"卫星"状的峰,由此命名卫星 DNA。卫星 DNA 是一类高度重复序列,占基因组重复序列的 10%～15%,是由一系列短串联重复 DNA 序列组成。卫星 DNA 构成着丝粒和 Y 染色体长臂上的异染色质区,不编码蛋白质和 RNA,其主要功能是参与染色体的结构维持、形成结构基因的间隔,并可能与减数分裂过程中的同源染色体联会有关。

(2) 小卫星 DNA:小卫星 DNA 包括端粒 DNA 和高变小卫星 DNA 两种。在染色体末端由 6 bp 序列串联重复组成的 10～15 kb 的 DNA 序列成为端粒 DNA,端粒在端粒酶的作用下加到染色体末端,以此保持染色体的完整性。高变小卫星 DNA 位于染色体端粒附近和其他区域,是 DNA 指纹印记的多态 DNA 标记。

(3) 微卫星 DNA:也称为简短串联重复序列(STR),指遍布人类基因组中的小于 10 个核苷酸(一般为 2～6 个)的简单重复序列,如(CA)n、(GT)n、(CAG)n 等,尤以(CA)n 重复序列最为常见。微卫星 DNA 有较高的多态性,可用于基因定位的连锁分析。

2. 中度重复序列 中度重复序列指在真核基因组中拷贝数为 10^2～10^5 个的重复顺序,占基因组 20%～30%,这类序列多数长 300～7 000 bp。其复制速度快于单拷贝顺序,但慢于高度重复顺序。少数在基因组中成串排列在一个区域,大多数与单拷贝基因间隔排列。

(1) 短分散核元件:短分散核元件(SINE)是平均长度为 300～500 bp,拷贝数可达 10^5 个以上的重复序列,如人的 Alu 家族。

Alu 家族是哺乳动物包括人基因组中含量最丰富的一种中度重复序列家族,占人基因组的 3%～6%。Alu 家族每个成员的长度约 300 bp,由于每个单位长度中有一个限制性核酸内切酶 Alu 的切点(AG↓CT),从而将其切成长 130 bp 和 170 bp 的两段,因而定名为 Alu 序列(或 Alu 家族)。Alu 家族分散在整个人体或其他哺乳动物如小鼠、非洲绿猴等基因组中;Alu 家族具有种属的特异性,在相近的生物体中 Alu 家族在结构上存在相似性。

(2) 长分散核元件:长分散核元件(LINE)是长度大于 500 bp,拷贝数为 10^2～10^4 个的重复序列,如 KpnⅠ家族。

KpnⅠ家族是中度重复序列中的一种长分散片段,平均长度为3500~5000 bp,拷贝数有3000~4000,散在分布于基因组中。KpnⅠ家族是仅次于Alu家族的第二大家族。用限制性核酸内切酶KpnⅠ消化人的DNA,电泳后可得到1.2 kb、1.5 kb、1.8 kb、1.9 kb四个不同长度的片段。

(三)多基因家族

多基因家族(multigene family)是指基因组中由一个祖先基因经过重复和变异所形成的一组来源相同、结构相似、功能相关的基因。多基因家族大致可分两类:一类是基因家族的各个成员具有几乎相同的碱基顺序,串联排列在一条染色体上,这种集中成簇的一组基因称为基因簇,例如,五种组蛋白基因组成的基因簇集中分布于7q32~7q36;另一类型是一个基因家族的成员可以分为若干群,分别成簇地分布在不同染色体上,这些成员的顺序虽然有差异,但它们编码的是一组功能紧密连接的蛋白质,例如,人血红蛋白的珠蛋白基因家族包括α珠蛋白基因簇和β珠蛋白基因簇两个基因群,分别位于16p13和11p15。

(四)拟基因

拟基因(pseudogene)又称假基因,是因突变而失去功能的、不能产生具有生物活性蛋白质的基因。拟基因的结构特点:缺少正常的内含子,3′末端有多聚腺苷酸,5′端的结构和mRNA的5′端的结构十分相似,两侧有顺向重复顺序的存在。拟基因通常是由有功能的基因通过几次突变引起的。大多数的多基因家族中都有拟基因,但是在基因组中所占比例很小。

三、真核生物结构基因的结构

我们把编码蛋白质的多肽链或RNA的基因称为结构基因。原核生物基因的编码序列通常是连续的,而真核生物的结构基因编码序列是不连续的,被非编码序列隔开,形成编码序列和非编码序列嵌合排列的形式,称为断裂基因(spit gene)。大多数结构基因编码多肽链,决定多肽链氨基酸的种类和排列顺序。结构基因突变常可引起相应蛋白质(或酶)的结构和功能发生改变。有些结构基因编码RNA,如rRNA基因只转录形成rRNA、tRNA基因只转录形成tRNA等。

结构基因是不连续排列的,由编码序列和非编码序列组成,编码序列称为外显子(exon),编码序列中间插入的非编码序列为内含子(intron)。每个结构基因在第一个和最后一个外显子的外侧,都有一段不被转录的非编码序列,称侧翼序列(flanking sequence),它对基因的有效表达起着调控作用,属于调控序列(图4-3)。

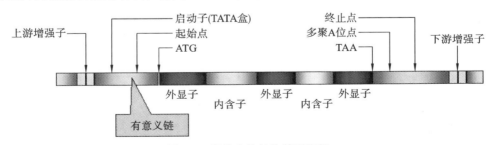

图4-3 真核生物结构基因图解

外显子是指在结构基因中,具有编码作用的 DNA 序列。内含子是指位于两个外显子之间,没有编码作用的 DNA 序列,内含子也能转录,但在 RNA 加工时被切除。不同的基因的外显子和内含子的数目相差悬殊,如:人血红蛋白 β 珠蛋白基因全长约为 1700 bp,含 3 个外显子和 2 个内含子;而进行性假肥大性肌营养不良(DMD)基因全长可达 2300 kb,含有 75 个外显子和 74 个内含子。在人类基因组中,也有少数的结构基因无内含子的序列,如位于 Y 染色体上的 SRY 基因等,其编码序列呈连续状态,无内含子。

侧翼序列对基因的表达调控起重要作用,主要包括启动子(promoter)、增强子(enhancer)和终止子(terminator)等。

1. 启动子　启动子是位于基因转录起始点上游的一段特定的 DNA 序列,是 RNA 聚合酶与之识别、结合的部位。真核生物常见的启动子有:①TATA 框:位于转录起始点上游－19～－27 bp 处,由 5′TATAA(T)AA(T)3′ 7 个碱基组成,其中仅有 2 个碱基(A/T、A/T)可发生变化。②CAAT 框:位于转录起始点上游－70～－80 bp 处,由 5′GGC(T)CAATCT3′ 9 个碱基组成,只有一个碱基(C/T)可发生变化。③GC 框:由 GGCGGG 6 个碱基组成,有两个拷贝,分别位于 CAAT 框两侧。

2. 增强子　增强子是指能够增强基因转录活性的一段特定的 DNA 序列,位于转录起始点上游或下游,本身不具有启动子活性,但可以增加启动子转录活性,其作用方向可以是 5′→3′,也可以是 3′→5′。如 β 珠蛋白的增强子,可位于转录起始点上游－1400 bp 或下游 330 bp 处,转录活性均能增强 200 倍。

3. 终止子　终止子是一段具有终止功能的特定 DNA 序列,位于结构基因 3′ 末端,由 5′AATAAA3′和一段反向重复序列组成。5′AATAAA3′是多聚腺苷酸(poly A)加尾修饰点,反向重复序列转录后形成发夹结构,阻碍 RNA 聚合酶继续移动,从而终止转录。

与核基因组不同,线粒体基因组的基因没有自己单独的调控序列,而是每条链有自己的调控序列,以每条链为单位进行转录,转录后的多基因转录产物经切割形成各自的 RNA。

四、基因的生物学功能

基因的基本功能包括三个方面:一是储存遗传信息;二是自我复制;三是通过基因表达,控制细胞内蛋白质和酶的合成,从而决定生物体的性状。

(一) 遗传信息的储存

遗传信息是以 DNA 链上四种碱基(A、G、C、T)的不同组合形式而储存的。遗传信息(碱基序列)可通过转录传递到 mRNA 分子上,作为蛋白质合成的指令,指导蛋白质的合成。

(二) 自我复制

基因的复制是以 DNA 复制为基础的。在细胞增殖过程中,基因随 DNA 的复制而复制,把遗传信息完整地从亲代传给子代,从而保证遗传物质的连续性和相对的稳定性,这一过程称为 DNA 复制。

DNA复制时,亲代DNA双螺旋结构解开,分别以解开的两股单链为模板,以脱氧核苷酸为原料,按照碱基互补原则,合成与模板链互补的新链,从而形成两个子代双链DNA,其结构与亲代双链DNA完全一致。因子代DNA双链中的一股单链源自亲代,另一股单链为合成的新链,形成的双链与亲代双链的碱基序列完全一致,故称为半保留复制。

（三）基因表达

基因表达是指细胞在生命活动过程中,把一个基因所携带的遗传信息经过转录和翻译,转变成组成蛋白质的一条多肽链的过程。

1. 转录 在RNA聚合酶的催化下,以DNA分子的一条链为模板互补合成RNA的过程称为转录。在双链DNA中,作为转录模板的链是模板链(反编码链);而不作为转录模板的链是编码链。在含有许多基因的DNA双链中,每个基因的模板链并不总是在同一条链上,即一条链可作为某些基因的模板链的,也可是另外一些基因的编码链(图4-4)。

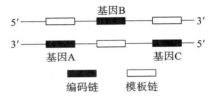

图4-4 不同基因的模板链图解

当真核生物结构基因表达时,外显子和内含子所转录形成的mRNA前体,称为核内不均一RNA(hnRNA)。hnRNA需经过"剪接""戴帽"和"加尾"等加工修饰过程,才能形成成熟的mRNA。

（1）剪接:在一系列酶的作用下切除内含子所转录形成的RNA片段。剪接后的各个外显子所转录形成的RNA片段拼接起来。

在hnRNA剪切加工过程中,遵循GT-AG法则。GT-AG法则是指每个外显子与内含子的接头处均有一段高度保守的共有序列,对于内含子来说,5′端碱基顺序是以GT开始,3′端碱基顺序是以AG结束,这种特殊的顺序是hnRNA剪切加工的信号,通过此信号实现内含子的剪切与外显子的拼接。人类大部分基因的剪切除将所有的内含子切除,并将所有的外显子连接在一起的方式外,常常还有选择性剪切,即选择性切除及连接在同一基因中的不同外显子,使得同一基因编码不同的肽链。位于一个起始密码子和一个终止密码子之间的一段核苷酸序列,称为开放阅读框,其间每三联密码子编码一个相应的氨基酸。

（2）戴帽:在mRNA前体5′端加上一个甲基化的鸟嘌呤核苷酸,生成帽子结构。帽子结构可以有效地保护5′末端,避免核酸外切酶消化,有助于核糖体识别mRNA。

（3）加尾:在mRNA前体的3′末端,加上一个多聚腺苷酸(poly A)结构,称为多聚A尾,poly A与mRNA从核内向胞质的转位及mRNA的稳定性有关(图4-5)。

2. 翻译 转录到mRNA上的遗传信息(碱基序列)"解读"为组成蛋白质多肽链的氨基酸序列的过程称为翻译。

蛋白质多肽链的氨基酸的种类、数目、排列顺序是通过mRNA分子中的遗传密码来实现的。遗传密码是mRNA分子中5′→3′的顺序中每三个相邻核苷酸组成、决定一特定的氨基酸的三联体,也称为密码子,一般用三个碱基表示。在64种密码子中,AUG为起始密码,是蛋白质合成的信号,也是甲硫氨酸的密码子;UAA、UAG、UGA为终止密码,是肽链合成的终止信号。

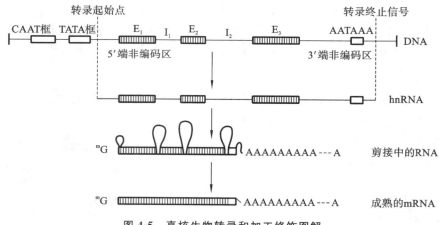

图 4-5 真核生物转录和加工修饰图解

遗传密码表见表 4-1。

表 4-1 遗传密码表

第一个碱基（5′端）	第二个碱基				第三个碱基（3′端）
	U	C	A	G	
U	UUU 苯丙氨酸	UCU 丝氨酸	UAU 酪氨酸	UGU 半胱氨酸	U
	UUC 苯丙氨酸	UCC 丝氨酸	UAC 酪氨酸	UGC 半胱氨酸	C
	UUA 亮氨酸	UCA 丝氨酸	UAA 终止密码	UGA 终止密码	A
	UUG 亮氨酸	UCG 丝氨酸	UAG 终止密码	UGG 色氨酸	G
C	CUU 亮氨酸	CCU 脯氨酸	CAU 组氨酸	CGU 精氨酸	U
	CUC 亮氨酸	CCC 脯氨酸	CAC 组氨酸	CGC 精氨酸	C
	CUA 亮氨酸	CCA 脯氨酸	CAA 谷氨酰胺	CGA 精氨酸	A
	CUG 亮氨酸	CCG 脯氨酸	CAG 谷氨酰胺	CGG 精氨酸	G
A	AUU 异亮氨酸	ACU 苏氨酸	AAU 天冬氨酸	AGU 丝氨酸	U
	AUC 异亮氨酸	ACC 苏氨酸	AAC 天冬氨酸	AGC 丝氨酸	C
	AUA 异亮氨酸	ACA 苏氨酸	AAA 赖氨酸	AGA 精氨酸	A
	AUG 甲硫氨酸 *	ACG 苏氨酸	AAG 赖氨酸	AGG 精氨酸	G
G	GUU 缬氨酸	GCU 丙氨酸	GAU 天冬氨酸	GGU 甘氨酸	U
	GUC 缬氨酸	GCC 丙氨酸	GAC 天冬氨酸	GGC 甘氨酸	C
	GUA 缬氨酸	GCA 丙氨酸	GAA 谷氨酸	GGA 甘氨酸	A
	GUG 缬氨酸	GCG 丙氨酸	GAG 谷氨酸	GGG 甘氨酸	G

注：* 表示 AUG 如果是第一个遗传密码则代表起始密码。

遗传密码具有以下特点：

（1）通用性：蛋白质合成的整套密码，从原核生物到人类都通用，仅少数例外，例如，动物细胞的线粒体中使用的密码和通用密码有一定区别。

（2）兼并性：编码氨基酸的密码子共 61 种，而氨基酸只有 20 种，这样，一些氨基酸的对应密码子就不止一种。除色氨酸和甲硫氨酸对应一种密码子外，其他氨基酸的对应密码子都有 2 种以上。同种氨基酸有 2 种或 2 种以上密码子的现象，称为兼并性。决定同一种氨基酸的不同密码子称为同义密码子。另外，密码子中的 AUG 既是起始密码子，又是甲硫氨酸的密码子，一个密码子有两种作用，称为兼职性。

（3）方向性：mRNA 分子上的遗传密码的阅读方向是 $5' \rightarrow 3'$。

（4）摇摆性：密码子与 tRNA 上反密码子配对并不十分严格，密码子的第一、二碱基必须准确配对，而第三碱基可以摇摆。例如，反密码子 CGG，可以与密码子 GCC 配对，也可以与 GCU、GCA、GCG 配对，它们都是编码丙氨酸的密码子，称为密码子的摇摆性。

（5）连续性：密码子是顺着 mRNA $5' \rightarrow 3'$ 方向一个接一个地阅读，既不重叠，也不间隔碱基。

在翻译过程中，需要氨基酸原料，需要三种 RNA 协同作用：mRNA 作为模板，tRNA 作为转运氨基酸的工具。另外还需要相关的酶和因子、能量等。

综上所述，DNA 是遗传的主要物质，遗传信息以碱基排列顺序的方式储藏在 DNA 分子中。以亲代 DNA 为模板合成子代 DNA 时，可将遗传信息准确地复制到子代 DNA 分子。在生物细胞内，遗传信息从

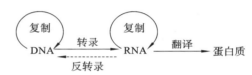

图 4-6　遗传中心法则图解

DNA 通过转录流向 RNA，RNA 通过翻译指导合成蛋白质。这种遗传信息的传递规律称为中心法则。20 世纪 70 年代 Temin 和 Baltimore 分别从致癌 RNA 病毒中发现反转录酶，能以 RNA 为模板合成 DNA，遗传信息的传递方向与转录方向相反，称为反转录。后来又发现某些病毒中的 RNA 在酶的作用下也可进行复制。这些是对中心法则的补充和修正。修正与补充后的中心法则见图 4-6。

第三节　基因突变

一、基因突变的概念

基因突变(gene mutation)是指 DNA 分子上核苷酸序列或数目发生改变。由一个或一对碱基发生改变引起核苷酸序列改变所致的突变，称为点突变；基因突变后在原有位置上出现的新基因，称为突变基因。基因突变后变为和原来基因不同的等位基因，从而导致了基因结构和功能的改变，且能自我复制，代代相传。

基因突变不仅可发生在基因的编码区，也可发生在启动子区、剪接部位等区域；另外除了核内基因组 DNA 可发生突变，线粒体 DNA 也可发生基因突变，这些突变可能引起遗传病的发生。

　　基因突变可以发生在个体发育的任何阶段、体细胞或生殖细胞周期的任何时期。如果基因突变发生在体细胞中,这种突变只能在体细胞中传递,不会造成后代的遗传物质的改变,但可传给由突变细胞分裂所形成的各代子细胞群,在局部形成突变细胞群体。通常认为肿瘤就是体细胞突变的结果。发生在生殖细胞的基因突变可通过受精卵将突变的遗传信息传给下一代,并在子代所有细胞中都存在这种改变,故可代代相传。

二、诱发基因突变的因素

　　根据基因突变发生的原因,可分为自发突变和诱发突变。自发突变是 DNA 复制时碱基的偶然性错配导致的,自发突变频率在 10^{-9} 左右;诱发突变是由环境因素引起的 DNA 结构的改变,如物理、化学、生物因素都可诱发基因突变。常见的 DNA 损伤因素主要有以下几方面:

　　1. 物理因素　　如紫外线、电离辐射等。大剂量紫外线照射可引起 DNA 主链上相邻的两个嘧啶碱以共价键相结合,生成嘧啶二聚体。最容易形成的是胸腺嘧啶二聚体(TT)。

　　2. 化学因素　　某些化工原料和产品、工业排放物、汽车尾气、农药、食品防腐剂和添加剂等均具有致突变作用。目前已检出的致突变化合物已达 6 万余种。

　　3. 生物因素　　病毒(如麻疹病毒、风疹病毒等)是诱发突变最常见的生物因素。病毒感染细胞后通过把全部或部分基因组整合进入宿主染色体诱发基因突变或通过病毒信息表达而诱发基因突变。早期胚胎的体细胞对病毒感染尤为敏感,故妊娠早期病毒感染常常引起体细胞突变而导致胎儿畸形。除病毒外,某些真菌和细菌所产生的毒素或代谢产物也能诱发突变,例如,黄曲霉毒素就有致突变作用并可引起癌变。

三、基因突变分子机制

　　基因突变的方式是多样的,它们发生的分子机制是不同的。

(一)碱基替换

　　碱基替换是指一个碱基被另一个碱基所替换。替换方式为转换或颠换。转换(transition)是指一个嘌呤被另一个嘌呤所取代,或一个嘧啶被另一个嘧啶所取代。颠换(transversion)是指嘌呤取代嘧啶,或嘧啶取代嘌呤。例如,异常血红蛋白 HbS 就是由 β-珠蛋白基因的第 6 位三联体 GAG 变为 GTG,转录后 mRNA 的密码子由 GAG 变为 GUG,翻译后的多肽链中谷氨酸变为缬氨酸所致。碱基替换改变了密码子的组成,可能会出现 4 种不同的效应。

　　1. 同义突变　　同义突变(samesense mutation)是指碱基替换后,密码子虽发生改变,但其编码的氨基酸并未改变,并不影响蛋白质的功能,不发生表型的变化,即改变前后的密码子为同义密码子的突变。

　　2. 错义突变　　错义突变(missense mutation)是指碱基替换导致改变后的密码子编码另一种氨基酸,产生异常的蛋白质的突变。

　　3. 无义突变　　无义突变(nonsense mutation)是指碱基替换后,使原来编码某一个氨基酸的密码子变为终止密码子,使多肽链合成提前终止的突变。这类突变常使多肽链截断,产生无活性的肽链。

4. 终止密码突变　终止密码突变(termination codon mutation)是指碱基替换使得原有的一个终止密码子变成编码某个氨基酸的密码子,导致多肽链继续延长,直到下一个终止密码子出现才停止,结果形成过长的异常肽链的突变。

(二)移码突变

在 DNA 编码序列中插入或缺失一个或几个碱基对(3 或 3 的倍数除外),从而使插入或缺失点以下的 DNA 编码框架全部改变,这种基因突变称为移码突变(frameshift mutation)。其结果导致插入或缺失以下部分翻译出的氨基酸种类和顺序也发生改变,影响蛋白质或酶的生物功能。

(三)动态突变

一般来说,在一定条件下,基因突变在各世代中保持相对稳定的突变率,即静态突变。长期以来,人们认为单基因遗传病是点突变引起的。近年来发现,由于脱氧三核苷酸串联重复扩增,也可引起单基因遗传病,而且这种串联重复的拷贝数可随世代的递增而呈累加效应,称为动态突变(dynamic mutation)。例如,脆性 X 综合征(FraX)就是由于三核苷酸(CCG)n 重复序列的拷贝数增加所致。脆性 X 综合征是家族性智力低下的常见原因,患者的 X 染色体上存在脆性部位,通过基因克隆获得了脆性 X 智力低下基因 FMR-1,该基因 5′端与非编码区有一段不稳定的 DNA 序列,由三核苷酸(CCG)n 串联重复序列组成。正常人群中(CCG)n 拷贝数为 6～50 个,当拷贝数为 60～200 个时为前突变,是无临床表现的携带者;带有 230 个以上的拷贝的个体称全突变,将会出现智力低下及其他一些脆性 X 综合征的特征。目前已经证实是由于三核苷酸(CCG)n 重复序列的异常扩增,导致了脆性 X 综合征发生。三核苷酸(CCG)n 越长,则症状越严重。类似情况还有亨廷顿(Huntington)舞蹈症的三核苷酸(CAG)n 突变等。

四、基因突变特性

不管是自发突变,还是诱发突变,基因突变都有一定特性,一般包括以下特性:

1. 多向性　基因突变的方向是多样的,即同一基因可独立发生多次突变构成复等位基因(multiple allele)。例如,人类的 ABO 血型就是由 I^A、I^B、i 三种基因构成的复等位基因所决定的,从而在人类存在 $I^A I^A$、$I^A i$、$I^B I^B$、$I^B i$、$I^A I^B$、ii 六种基因型及 A、B、AB、O 四种血型。

2. 可逆性　基因突变的方向也是可逆的。例如,显性基因 A 可以突变为隐性基因 a,称为正突变;此隐性基因 a 又可突变为显性基因 A 而恢复原来状态,称为回复突变。一般正突变率远远超过回复突变率。

3. 有害性　基因突变会导致人类许多疾病的发生。生殖细胞或受精卵的基因突变是绝大多数遗传病的发生基础。人类肿瘤也与体细胞的基因突变有关。但基因突变的有害性是相对的,突变也为获得新的有利的基因提供了机会。

4. 重复性　基因突变在一个群体中可多次重复地发生,即同种生物中相同基因的突变可以在不同个体中重复出现,例如,人的白化基因突变可以在不同个体重复出现。

5. 随机性　不同个体、不同细胞或不同基因,其突变的发生都是随机的,即具有相等的突变机会,符合正态分布的特点。许多实验证明,在同一个细胞中同时有两个基因发生突变的概率,等于这两个基因分别发生突变概率的乘积,说明对不同的基因来说,其突变是随机的。

6. 稀有性　基因突变是极为稀有的,野生型基因以极低的突变率发生突变。各种基因在一定的群体中都有一定的自然突变率。据统计,人类基因的自然突变率为 $10^{-8} \sim 10^{-4}$/生殖细胞·代,即每一万个到一亿个生殖细胞中,就有一个基因发生突变。

五、基因突变的表型效应

从基因到表型是一个复杂的生化过程,由基因突变所引起的表型效应也是非常复杂的,主要有以下几种情况:

1. 有害突变　可引起遗传病,包括基因突变产生的分子病和遗传性酶病。严重的致死突变可导致死胎、自然流产或出生后夭折。

2. 中性突变　这些突变不会产生明显不良的表型效应。可形成正常人体生化组成的遗传学差异,构成多肽现象,这种突变一般对集体没有影响,这是生物多样化的重要原因。

3. 有利突变　在少部分的情况下,基因突变也会产生有利于机体生存的积极效应,为生物进化发展提供素材,如非洲人血红蛋白 HbS 突变基因杂合子比正常的 HbA 纯合子个体具有更强的抗恶性疟疾的能力而更有利于生存。

第四节　人类基因组学

一、概述

基因组学是美国科学家 Thomas Roderick 于 1986 年首先提出的,但真正作为一门新兴学科却是以 1990 年"人类基因组计划(human genome project,HGP)"的启动拉开序幕,中国科学家于 1993 年加入,承担其中 1% 的序列分析任务。2000 年,我国和美、英、日、法、德 6 国学者共同绘制了人类基因组框架图。2003 年人类基因组序列分析完成。人们发现哺乳动物基因组中近 98% 的序列不与蛋白质编码基因对应,之后不依赖于 DNA 序列的可遗传信息——表观遗传现象的发现,使人类基因组信息更加复杂。因为对生物学、遗传学、医药学,乃至人类社会生活的影响巨大,所以基因组学一经诞生,就引起科学家的广泛关注。尽管基因组学还处于早期发展阶段,但毫无疑问,基因组学将作为当今非常活跃的学科之一,对当今社会产生深远影响。

基因组学是指对所有基因进行基因组作图(包括遗传图谱、物理图谱、转录图谱)、核苷酸序列分析、基因定位和基因功能分析的一门学科。因此,基因组研究包括两个方面的内容:以全基因组测序为目标的结构基因组学和以基因功能鉴定为目标的功能基因组学。结构基因组学代表基因组分析的早期阶段,以建立生物体高分辨遗传图谱、物理图谱和转录图谱为主。功能基因组学代表基因分析的新阶段,是利用结构基因组学提供的信息系统地研究基因功能,它以高通量、大规模实验方法以及统计与计算机分析为特征。

二、结构基因组学

结构基因组学是一门用结构生物学的方法在生物体整体水平（如全生物体、全细胞或整个基因组）对全部蛋白质（如酶、受体蛋白）、相关蛋白质复合物、RNA 及其他生物大分子进行分析，精细测定其三维结构的学科。主要通过基因作图方式构建四种类型的图谱：遗传图谱、物理图谱、序列图谱及转录图谱，最终获得一幅全面的、能在细胞中定位的，以及在各种生物学代谢、生理、信号传导途径中全部蛋白质在原子水平的三维结构全息图。

遗传图谱是遗传重组所得到的基因在具体染色体上的线性排列图。它是通过计算连锁的遗传标志之间的重组频率，而确定它们的相对距离，一般用分摩（cM）来表示。

物理图谱是利用限制性核酸内切酶将染色体切成片段，再根据重叠序列确定片段间连接顺序，或序列标签位点（STS）等的位置图。位点之间的距离以 bp（碱基对）来表示。

转录图谱又称 cDNA 图或表达序列图，是指具有表达能力的 DNA 序列图，占基因组的 1%～2%，它是"基因图"的雏形，构建转录图的前提是获得大量基因转录产物（mRNA）。如果将基因转录产物（mRNA）进行反转录，构建 cDNA 文库，文库中包含的 cDNA 绝大部分为表达序列标签（EST）。这些 EST 不仅为基因组遗传图谱的构建提供了大量的分子标记，而且来自不同组织和器官的 EST 也为基因的功能研究提供了有价值的信息；此外，EST 计划同时还为基因的鉴定提供了候选基因。当然，对 cDNA 随机测序有时难以获得那些低丰度表达的基因和那些在特殊环境条件（如生物胁迫和非生物胁迫）下诱导表达的基因。为了弥补其不足，人们开展了基因组测序，通过分析基因组序列能够获得基因组结构的完整信息，如基因在染色体上的排列顺序、基因间的间隔区结构、启动子结构、内含子的分布以及基因的可变剪接等。

三、功能基因组学

功能基因组学是利用结构基因组所提供的信息和产物，应用新的实验手段，通过在结构基因组的系统水平上全面分析基因的功能，使得生物学研究从对单一基因或蛋白质的研究转向对多个基因或蛋白质同时进行系统的研究。这是在基因组静态的碱基序列弄清楚之后转入基因组动态的功能学研究。研究内容包括基因功能发现、基因表达分析及突变检测。基因的功能包括：①生物学功能，如作为蛋白质激酶对特异蛋白质进行磷酸化修饰；②细胞学功能，如参与细胞间和细胞内信号传递途径；③发育上功能，如参与形态构建等。鉴定基因功能最有效的方法是观察基因表达被阻断或增加后在细胞和整体水平所产生的表型变异。

四、比较基因组学

比较基因组学是在基因组图谱和测序基础上，对已知的基因和基因组结构进行比较，来了解基因的功能、表达机制和物种进化的学科。利用模式生物基因组与人类基因组之间编码顺序上和结构上的同源性，克隆人类疾病基因，揭示基因功能和疾病分子机制，阐明物种进化关系及基因组的内在结构。目前从模式生物基因组研究中得出一些规律：模式生物基因组一般比较小，但编码基因的比例较高，重复顺序和非编码顺序较少；其（G＋C）％比较高;内含子和外显子的结构组织比较保守,剪切位点在多种生物中一致。模式生物基因组研究揭示了人类疾病基因的功能,利用基因顺序上的同源性克隆人类疾病基因,利用模式生物实验系统上的优越性,在人类基因组研究中的应用比较作图分析复杂性状,加深对基因组结构的认识。

五、生物信息学

生物信息学正成为备受关注的新型产业的支撑点。生物信息学是以生物大分子为研究对象,以计算机为工具,运用数学和信息科学的观点、理论和方法去研究生命现象、组织和分析呈指数级增长的生物信息数据的一门科学。

生物信息学的研究重点体现在基因组学和蛋白质两个方面。首先是研究遗传物质的载体 DNA 及其编码的大分子物质,以计算机为工具,研究各种学科交叉的生物信息学的方法,找出其规律性,进而发展出适合它的各种软件,对逐步增长的 DNA 和蛋白质的序列和结构进行收集、整理、发布、提取、加工、分析和发现。由数据库、计算机网络和应用软件三大部分组成。其关注的研究热点包括:序列对比、基因识别和 DNA 序列分析、蛋白质结构预测、分子进化、数据库中知识发现等。这一领域的重大科学问题有:继续进行数据库的建立和优化;研究数据库的新理论、新技术、新软件;进行若干重要算法的比较分析;进行人类基因组的信息结构分析;从生物信息数据出发开展遗传密码起源和生物进化研究;培养生物信息专业人员,建立国家生物医学数据库和服务系统。20 世纪末,生物学数据的大量积累将导致新的理论发现或重大科学发现。生物信息学是基于数据库与知识发现的研究,对生命科学带来革命性的变化,对医药、卫生、食品、农业等产业产生巨大的影响。

随着基因组学研究的不断深入,人类有望揭示生命物质世界的各种前所未知的规律,揭开生命之谜。

知识链接

表观遗传学

表观遗传学(epigenetics)是研究在 DNA 序列不发生改变的条件下,由于 DNA 甲基化、染色质结构变化等因素的改变,基因功能发生可遗传的变异并导致最终表型变异的遗传学。基因组携带两类遗传信息:一类是提供生命必需的蛋白质模板,称为遗传编码信息,另一类提供基因选择性表达(何时、何地、何种方式)的指令,称为表观遗传信息。表观遗传信息对于细胞组织特异性分化、发育,疾病发生发挥重要作用,表观遗传的异常可引起表型的改变,涉及机体结构与功能的异常,甚至导致疾病的发生。

 小 结

核酸是以核苷酸为组成单位的线性多聚生物信息分子。绝大多数生物的遗传物质是 DNA,只有极少数病毒的遗传物质是 RNA。DNA 的基本组成单位是脱氧核苷酸,DNA 呈双链结构,两条链反向平行走向。RNA 是单链无分支核酸分子,由 3′,5′-磷酸二酯键将一个个核糖核苷酸单位连接起来。参与细胞基因表达过程的 RNA 主要有 mRNA、tRNA、rRNA。

人类细胞中绝大部分 DNA 序列是不表达的,其构成基因的间隔序列、插入序列、重复序列等。基因组中的 DNA 序列根据碱基排列重复出现的数目分为单一序列、重复序列、多基因家族、拟基因。绝大多数真核生物(包括人类)结构基因为断裂基因,是由外显子和内含子构成,每个结构基因在第一个和最后一个外显子的外侧,都有一段不被转录的非编码区,称侧翼序列,它对基因的有效表达起着调控作用。

基因的基本功能包括三个方面:一是储存遗传信息;二是自我复制;三是通过基因表达,控制细胞内蛋白质和酶的合成,从而决定生物体的性状。

基因突变是指 DNA 分子上核苷酸序列或数目发生改变。基因突变后变为和原来基因不同的等位基因,且能自我复制,代代相传。根据基因突变发生的原因,可分为自发突变和诱发突变。自发突变是复制时碱基的偶然性错配导致的;诱发突变是由环境因素引起的 DNA 结构的改变,如物理、化学、生物因素都可诱发基因突变。基因突变具有多向性、可逆性、有害性、重复性、随机性、稀有性等特性。基因突变分子机制有:碱基替换、移码突变、动态突变等。

基因组学指对所有基因进行基因组作图(包括遗传图谱、物理图谱、转录图谱)、核苷酸序列分析、基因定位和基因功能分析的一门科学。随着对基因组学的深入研究,人类有望揭示生命物质世界的各种前所未知的规律。

能力检测

一、名词解释

基因　外显子　断裂基因　卫星 DNA　多基因家族

二、选择题

1. 人类的 KpnⅠ家族属于(　　)。

A. 长分散元件　　　　　　　　　　　　　B. 短分散元件

C. 反向重复序列　　　　　　　　　　　　D. 小卫星 DNA

E. 卫星 DNA

2. 真核生物结构基因中的外显子与内含子接头处高度保守,内含子两端结构特征为(　　)。

A. 5′AC……GT3′　　　　　　　　　　　　B. 5′GT……AG3′

C. 5′AG……CT3′　　　　　　　　　　　　D. 5′GT……AC3′

E. 5′AG……GT3′

3. 引起脆性 X 综合征发生的基因突变是(　　)。

A. 碱基替换　　　　　　　B. 错义突变　　　　　　　C. 无义突变

D. 动态突变　　　　　　　E. 移码突变

4. 下列属于颠换的是(　　)。

A. G↔T　　　　B. T↔C　　　　C. A↔G　　　　D. T↔U　　　　E. C↔U

5. 下列没有参与蛋白质合成的分子是（　　　）。

A. rRNA　　　　B. mRNA　　　　C. 氨酰 tRNA　　D. tRNA　　　　E. hnRNA

三、填空题

1. 绝大多数真核生物编码蛋白质的基因为_____，其中编码序列称为_____，非编码序列称为_____。

2. 无义突变导致合成的多肽链_____，终止密码突变导致合成的多肽链_____。

3. 结构基因的侧翼序列中含有重要的调控序列，主要有_____、_____、_____。

4. 常见的启动子序列包括_____框、_____框和_____框。

5. 物理图谱是利用_____将染色体切成片段，再根据重叠序列确定片段间连接顺序，或序列标签位点等的位置图。

四、简答题

1. 什么是基因突变？简述基因突变的特性及其突变发生的分子机制。

2. 根据基因组 DNA 拷贝数的多少，将基因组中的 DNA 序列分为哪几种类型？

（霍春月）

扫码看答案

第五章
遗传的基本定律

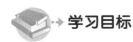 学习目标

说出：性状、相对性状、基因型、表现型、等位基因、亲组合、重组合、连锁互换等概念。

说出：三大遗传学定律的内容和细胞学基础。

知道：遗传学定律在医学中的应用。

遗传与变异是生命的基本特征之一，生物普遍遵循着遗传的基本定律。孟德尔提出的分离定律和自由组合定律以及摩尔根提出的连锁与互换定律被称作遗传学的三大基本定律，为现代遗传学奠定了理论基础。这三大定律不仅适合分析动植物的遗传现象，也适用于解释人类遗传现象。

第一节　分离定律

遗传学上将生物体所表现的形态结构和生理生化特性统称为性状。把生物所表现的性状总体区分为各个单位作为研究对象，这样区分开来的性状称为单位性状。如豌豆的种子具有一定形状、植株茎具有一定高度、胚子叶具有一定的颜色等，这些都属于豌豆的单位性状。同一单位性状在同种生物不同个体之间表现不同，存在差异，这种具有相对差异的性状称为相对性状，如豌豆的种子有圆滑的，也有皱缩的；豌豆的茎有高的，也有矮的；豌豆的胚子叶有黄色的，也有绿色的等。孟德尔就选用了自花授粉、性状稳定且易于区分的豌豆作为实验材料，历时八年提出了遗传学第一定律——分离定律。

一、分离现象

孟德尔首先选用豌豆的一对相对性状进行杂交实验，他选用纯种的圆滑豌豆和纯种的皱缩豌豆作为亲本（P），开花后让不同植株进行异花授粉，结果发现，圆滑豌豆不论作母本还是作父本，杂交子一代（F_1）都是圆滑的；接着孟德尔让 F_1 自花授粉得到子二代（F_2），F_2

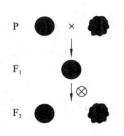

图 5-1　豌豆杂交图解

既有圆滑又有皱缩,且两者数量呈一定比例,接近 3∶1(图 5-1)。

孟德尔把在 F_1 中表现出来的亲本性状称为显性性状;把在 F_1 中未表现出来的亲本性状称为隐性性状;F_2 中显性性状和隐性性状同时表现出来的现象称为性状分离。

为了证明上述实验结果的非偶然性,孟德尔还研究了其他 6 对相对性状,结果都出现了相同的实验现象(表 5-1),即 F_1 只表现显性性状,F_2 中显性性状和隐性性状同时表现,出现性状分离现象,比例约为 3∶1。

表 5-1　孟德尔豌豆杂交实验结果

豌豆性状	P 相对性状	F_1 表现型	F_2 表现型及植株数		F_2 比率
种子形状	圆滑×皱缩	圆滑	圆 5474	皱 1850	2.96∶1
茎的高度	高茎×矮茎	高茎	高 787	矮 277	2.84∶1
子叶颜色	黄色×绿色	黄色	黄 6022	绿 2001	3.01∶1
花的颜色	红花×白花	红花	红 705	白 224	3.15∶1
花的位置	腋生×顶生	腋生	腋 651	顶 207	3.14∶1
成熟豆荚形状	饱满×缢缩	饱满	饱 822	缩 299	2.95∶1
未成熟豆荚颜色	绿色×黄色	绿色	绿 428	黄 152	2.82∶1

二、分离定律的遗传学分析

1. 分离现象的解释　根据实验结果,孟德尔提出如下假设:①遗传性状是由遗传因子控制的;②遗传因子在体细胞中时成对存在,分别来自父本和母本;③控制显性性状的遗传因子称显性遗传因子,控制隐性性状的遗传因子称隐性遗传因子;④减数分裂过程中成对的遗传因子彼此分离,分别进入到不同的配子中;⑤受精作用发生时,遗传因子随配子的结合而结合,再次恢复到成对状态。

丹麦遗传学家约翰逊于 1909 年将孟德尔提出的遗传因子改名为基因(gene)。显性基因通常用大写英文字母表示,隐性基因用对应小写英文字母表示。如果豌豆的圆滑基因用 R 表示,则皱缩基因用 r 表示。把一个生物体或细胞的基因组成称为基因型(genotype),如 RR 表示亲代纯种圆滑植株的基因型,rr 表示纯种皱缩植株的基因型,Rr 是 F_1 的基因型;把一个生物体表现出来的、可观察的性状或特征称为表现型(phenotype),如圆滑和皱缩就表示豌豆种子形状的表现型;把位于同源染色体相同位点上的不同形式的基因称为等位基因,如 R 和 r;同源染色体相同位点上基因相同的个体称为纯合体(homozygote),又称纯合子,如基因型为 RR 或 rr 的个体;同源染色体相同位点上基因不同的个体称为杂合体(heterozygote),又称杂合子,如基因型为 Rr 的个体。

在杂交实验中,F_1 个体的基因型是 Rr,因为 r 对 R 是隐性,所以皱缩现象被"隐藏",F_1 全部都是圆滑种子(图 5-2)。而 F_1 产生配子时,等位基因 R 和 r 彼此分离,形成比例为 1∶1 的两种配子,即 R 和 r。F_1 自交时雌雄配子随机结合,F_2 出现 RR、Rr、rr 三种基因型,比例为 1∶2∶1;又由于 R 对 r 是显性,因此 F_2 有圆滑和皱缩两种表现型,比例约为 3∶1 (图 5-3)。

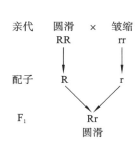

图 5-2　圆滑豌豆与皱缩豌豆杂交图解

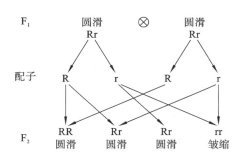

图 5-3　子一代豌豆自交图解

2. 分离现象的验证　孟德尔对分离现象的解释仅仅是假设,为了验证其真伪性,孟德尔首次提出测交实验方法。测交是指用基因型未知的 F_1 与隐性纯合体亲本进行杂交,以此来测定 F_1 基因型的方法。孟德尔通过测交方法,最终发现测交的实验结果与预期结果完全相符,比例接近 1∶1(图 5-4),说明假设是正确的。

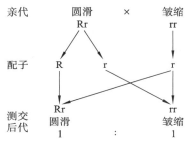

图 5-4　豌豆测交图解

三、分离定律的内容和细胞学基础

根据豌豆实验结果,孟德尔总结出分离定律:生物体内的成对基因在杂合状态下是独立存在的,互不干扰;形成配子时,成对的基因彼此分离,分别进入到不同的生殖细胞中,又称孟德尔第一定律。减数分裂时同源染色体的分离是分离定律的细胞学基础。分离定律的实质是减数分裂过程中同源染色体上的等位基因的分离。

第二节　自由组合定律

孟德尔分别研究了七对相对性状的遗传现象,提出了分离定律。在分离定律基础上,同时对两对相对性状的遗传现象进行了研究分析,提出自由组合定律。

一、自由组合现象

孟德尔选用胚子叶黄色而种子表面圆滑的纯种豌豆(简称黄圆)和胚子叶绿色而种子表面皱缩的纯种豌豆(简称绿皱)作为亲本进行杂交。F_1 都是黄色圆滑的种子;F_1 自花授粉后,F_2 代表型有四种:黄圆(315)、黄皱(101)、绿圆(108)和绿皱(32),且四者数量呈一定比例,接近 9∶3∶3∶1。其中黄圆和绿皱与亲本性状相同,称为亲组合;黄皱和绿圆是亲本性状的重新组合,称为重组合。

二、自由组合现象的遗传分析

1. 自由组合现象的解释 在上述实验中,孟德尔选用的亲本豌豆都是纯种个体,因此亲本黄圆的基因型是 YYRR,绿皱的基因型是 yyrr。根据分离定律,分别产生配子 YR 和 yr。受精后,F_1 的基因型是 YyRr,又因 y、r 是隐性基因,所以 F_1 的表现型全部是黄圆(图 5-5)。

F_1 自交形成配子时,等位基因 Y 和 y 分离,R 和 r 分离;非等位基因随机组合,形成比例为 1∶1∶1∶1 的四种配子,即 YR、Yr、yR 和 yr;受精后,F_2 组合出 16 种类型。其中基因型有 9 种,表现型有 4 种,且 4 种表现型的比例为 9∶3∶3∶1(图 5-6)。

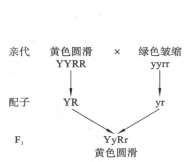

图 5-5　黄色圆滑与绿色皱缩豌豆杂交图解

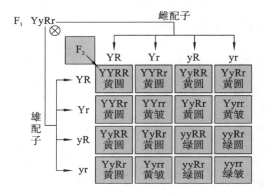

图 5-6　子一代黄色圆滑豌豆自交图解

2. 自由组合现象的验证 孟德尔再次采用测交法进行实验验证,即用 F_1 与隐性纯合体亲本进行杂交,如果假设正确,子代将出现黄圆、黄皱、绿圆、绿皱四种表现型,比例为 1∶1∶1∶1。最终发现实验结果与预期结果完全一致(图 5-7),说明假设是正确的。

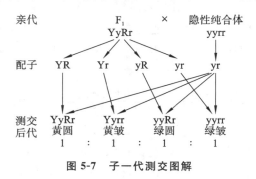

图 5-7　子一代测交图解

三、自由组合定律的内容和细胞学基础

孟德尔根据实验结果,总结出了自由组合定律:生物在形成成熟生殖细胞过程中,成对的等位基因彼此分离,不成对的非等位基因自由组合,以均等的机会组合到同一生殖细胞中去。减数分裂时同源染色体的分离、非同源染色体的随机组合是自由组合定律的细胞学

基础。自由组合定律实质是同源染色体上的等位基因的分离,非同源染色体上的非等位基因的自由组合。

第三节 连锁与互换定律

1910 年,美国遗传学家摩尔根和他的学生用果蝇进行杂交实验,总结出遗传的第三个定律——连锁与互换定律。与此同时,他还创立了基因论,提出了基因位于染色体上,呈直线排列的经典理论,该理论在 1933 年获得诺贝尔生理学或医学奖。

一、完全连锁遗传

野生型果蝇是灰身长翅类型。摩尔根等培养出了黑身残翅的突变类型。实验表明,灰身对黑身为显性,长翅对残翅为显性。用 B 和 b 表示灰身基因和黑身基因,用 V 和 v 表示长翅基因和残翅基因,则纯合的灰身长翅果蝇的基因型为 BBVV,纯合的黑身残翅果蝇的基因型为 bbvv。将灰身长翅和黑身残翅纯合个体进行杂交,F₁ 全部为灰身长翅(BbVv)。用 F₁ 雄果蝇与黑身残翅的雌果蝇进行测交,按自由组合定律预测,子代应出现灰身长翅、灰身残翅、黑身长翅和黑身残翅四种类型,且比例接近 1∶1∶1∶1。但实际结果却只出现灰身长翅和黑身残翅两种亲本类型,比例是 1∶1(图 5-8)。

实际结果与理论值明显不相符,为了解释这一矛盾,摩尔根假设控制果蝇两对相对性状的基因位于同一对同源染色体上。F₁ 的 B 基因和 V 基因位于同一条染

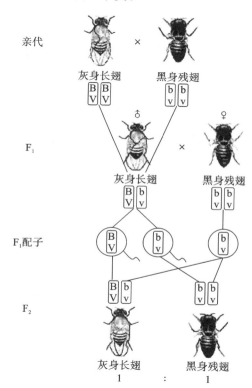

图 5-8 果蝇完全连锁图解

色体上,b 和 v 的基因位于另一条对应同源染色体上,在配子形成时,由于同源染色体彼此分离,BV 和 bv 只能随所在的染色体作为一个整体联合传递。因此,雄性的 F₁ 只能产生含 BV 和 bv 两类精子,当分别与隐性亲本产生的卵子(bv)结合后,后代只有 BbVv 和 bbvv 两种基因型,且比例为 1∶1。

摩尔根把位于同一条染色体上的不同基因伴随所在染色体共同传递的现象称为连锁(linkage)。如果连锁的基因没有发生交换,全部伴随其所在染色体作为一个整体向子代传递,这种连锁称为完全连锁。

二、不完全连锁遗传

摩尔根将灰身长翅的 F₁ 雌果蝇（BbVv）和黑身残翅（bbvv）的雄果蝇进行杂交，F₂ 又产生了四种类型：灰身长翅 41.5%、黑身残翅 41.5%、灰身残翅 8.5%、黑身长翅 8.5%（图 5-9）。实验结果既不同于完全连锁，又不同于自由组合定律的 1∶1∶1∶1，而是大部分（83%）为亲本类型，少部分（17%）为重组类型。

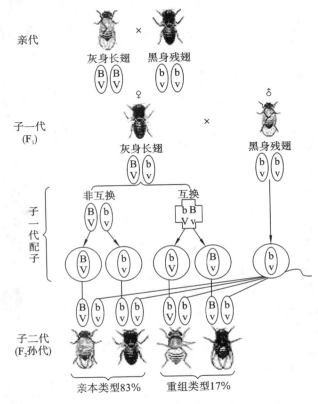

图 5-9　果蝇不完全连锁图解

针对这一实验现象，摩尔根认为 F₁ 雌果蝇在减数分裂产生卵子时，多数情况 BV 和 bv 基因仍保持原有的连锁关系，少数情况由于在减数分裂时同源染色体的联会和片段交换，使原来连锁在一起的非等位基因（BV 和 bv）之间由于交换形成新的连锁关系（Bv 和 bV），这样可形成 BV、bv、Bv 和 bV 四种配子，受精后形成四种子代。因发生交换的细胞是少数，所以重组类型也占少数。

三、连锁与互换定律的内容和细胞学基础

根据以上杂交实验，摩尔根总结出基因的连锁与互换定律：生物在形成成熟生殖细胞时，位于一条染色体上的基因彼此连锁在一起作为一个整体进行传递的规律称为连锁定律；生物在形成成熟生殖细胞时，同源染色体上的等位基因之间可以发生交换的规律称为互换定律。减数分裂时，同源染色体的联会和交换是互换定律的细胞学基础。

四、互换率

位于同一对染色体上多对等位基因之间构成一个连锁群。同一连锁群内的各对基因之间可以发生互换,通常用互换率(或重组率)表示。互换率又称交换率,是指两对等位基因之间发生交换的频率。互换率是杂交子代中重组类型(互换型)数占全部子代总数的百分率。

$$互换率(\%) = \frac{重组类型数}{重组类型数 + 亲本类型数} \times 100\%$$

互换率的大小与同源染色体上的两对等位基因之间的距离有关,距离越远,发生交换的可能性越大;距离越近,发生交换的可能性越小。

小 结

遗传学三大基本定律分别是分离定律、自由组合定律、连锁与互换定律。其中分离定律和自由组合定律均是孟德尔通过豌豆杂交实验总结得出的。

分离定律内容:生物体内的成对基因在杂合状态下是独立存在的,互不干扰;形成配子时,成对的基因彼此分离,分别进入到不同的生殖细胞中,又称孟德尔第一定律。减数分裂时同源染色体的分离是分离定律的细胞学基础。

自由组合定律内容:生物在形成成熟生殖细胞时,成对的等位基因彼此分离,不成对的非等位基因自由组合,以均等的机会组合到同一生殖细胞中去。减数分裂时同源染色体的分离、非同源染色体的自由组合是自由组合定律的细胞学基础。

连锁与互换定律内容:生物在形成成熟生殖细胞时,位于一条染色体上的基因彼此连锁在一起作为一个整体进行传递的规律称为连锁定律;生物在形成成熟生殖细胞时,同源染色体上的等位基因之间可以发生交换的规律称为互换定律。减数分裂时,同源染色体的联会和交换是互换定律的细胞学基础。

能力检测

一、名词解释

性状　基因型　表现型　显性性状　隐性性状　等位基因　测交　亲组合　重组合
连锁

二、填空题

1. 遗传学三大定律是_____、_____、_____。

2. 纯种圆滑豌豆和皱缩豌豆杂交,F₁均为圆滑,_____是显性性状,_____是隐性性状。

3. 把一个生物体或细胞的基因组成称为_____,一个生物体表现出来的、可观察的性状或特征称为_____。

4. 如果某性状是受一对相同的基因控制,则该个体称为_____,如果是受一对等位基因控制,则该个体称为_____。

5. 减数分裂时，_____的分离是分离定律的细胞学基础；_____的分离和_____的随机组合是自由组合定律的细胞学基础。

三、选择题

1. 孟德尔用纯种圆滑豌豆和纯种皱缩豌豆杂交，子一代都是圆滑豌豆；子一代与纯种皱缩豌豆杂交，所结种子圆滑与皱缩豌豆的比例是（　　　）。

A. 1∶1　　　　　B. 2∶1　　　　　C. 1∶2　　　　　D. 3∶1　　　　　E. 1∶3

2. 在下列相对性状中，属于相对性状的是（　　　）。

A. 人的身高和体重　　　　　　　　　　　B. 人的单眼皮和卷发

C. 人的直发和卷发　　　　　　　　　　　D. 人的近视和色盲

E. 人的卷舌和翻舌

3. 豌豆的高茎（D）对矮茎（d）是显性，DD×dd 杂交得到子一代，子一代自交后的子二代中，如果高茎豌豆有 6000 株，其中属于 DD 基因型的植株约占（　　　）。

A. 1000 株　　　　B. 2000 株　　　　C. 3000 株　　　　D. 4000 株　　　　E. 5000 株

4. 分离定律的细胞学基础是（　　　）。

A. 子二代出现性状分离　　　　　　　　　B. 染色体着丝粒的分裂

C. 姐妹染色单体的分离　　　　　　　　　D. 同源染色体的分离

E. 等位基因的分离

5. 基因型 AaBB 的个体和基因型 aaBb 的个体杂交，后代一般不会出现的基因型是（　　　）。

A. AaBB　　　　　B. AaBb　　　　　C. AAbb　　　　　D. aaBB　　　　　E. aaBb

6. 已知 Y 和 y、R 和 r 两对基因是自由组合的，基因型 YyRr 的个体产生配子有（　　　）。

A. YR　　　　　B. Yr　　　　　C. yR　　　　　D. yr　　　　　E. YyRr

7. 下列属于纯合体的是（　　　）。

A. YYRR　　　　B. yyrr　　　　C. YYRr　　　　D. yyRr　　　　E. YyRr

8. 有关分离定律，叙述正确的是（　　　）。

A. 一对相对性状的遗传规律

B. 决定相对性状的基因是等位基因

C. 成对的等位基因在配子形成时彼此分离，分别进入不同的配子中

D. 减数分裂时，同源染色体的分离是分离定律的细胞学基础

E. 减数分裂时，同源染色体上等位基因的分离是分离定律的实质

9. 有关自由组合定律，叙述正确的是（　　　）。

A. 两对或两对以上相对性状的遗传规律

B. 不同相对性状的基因位于非同源染色体上

C. 相对性状纯合体杂交后，子一代出现显性性状

D. 两对相对性状，子二代各性状的比例是 9∶3∶3∶1

E. 减数分裂时，同源染色体的联会和互换是自由组合定律的细胞学基础

10. 有关连锁与互换定律，叙述正确的是（　　　）。

A. 两对或两对以上相对性状的遗传规律

B. 不同相对性状的基因位于同一对染色体上

C. 相对性状纯合体杂交后,子一代出现显性性状

D. 两对相对性状,子二代各性状的比例是 9∶3∶3∶1

E. 减数分裂时,同源染色体的联会和互换是连锁与互换定律的细胞学基础

四、简答题

1. 简述分离定律的内容和细胞学基础。

2. 简述自由组合定律的内容和细胞学基础。

3. 简述连锁与互换定律的内容和细胞学基础。

（杜晓敏）

扫码看答案

第六章
单基因遗传与单基因病

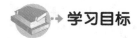 **学习目标**

说出：单基因遗传、系谱、先证者、外显率、交叉遗传、遗传异质性等概念。

说出：各类单基因遗传病的系谱特点。

学会：运用系谱分析单基因遗传病的方法。

知道：近亲结婚的危害；分析单基因遗传病应注意的问题。

单基因遗传主要受一对等位基因控制，其遗传方式遵循孟德尔遗传定律。单基因遗传病是指由一对等位基因控制而发生的遗传性疾病，简称单基因病，也称为孟德尔遗传病。根据基因所在染色体的不同和基因性质的不同，可将单基因遗传分为常染色体显性遗传、常染色体隐性遗传、X 连锁显性遗传、X 连锁隐性遗传和 Y 连锁遗传。

第一节　系　谱　分　析

研究人类性状或疾病的遗传规律不能采用研究动植物遗传性状常用的杂交实验方法，而需要采用一些特殊方法研究人类的遗传方式。系谱分析法是最常用的方法。所谓系谱（pedigree）是指从先证者（家族中第一个被确诊为患某种遗传病的人）入手，追溯调查其所有家族成员的亲缘关系和发病情况后，按特定的格式和符号绘制而成的图谱。一个完整的系谱不仅要包括患病的个体，也应包括家族的正常成员。常用的系谱符号见图 6-1。

根据绘制的系谱进行回顾性分析，以确定所发现的某一特定性状或疾病在该家族中是否有遗传因素的作用及其可能的遗传方式，从而对家系中其他成员的发病情况做出预测，称为系谱分析。在对某一种遗传病或性状进行系谱分析时，往往需要将多个具有相同遗传病或性状的家族系谱做综合分析，才能做出准确而可靠的判断。

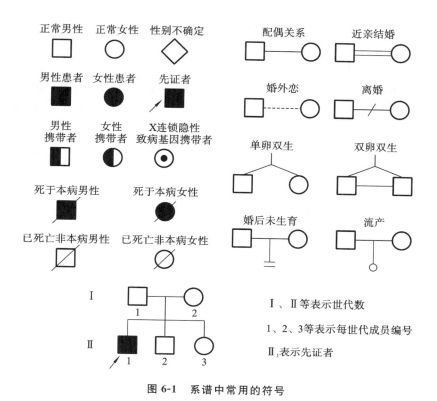

图 6-1 系谱中常用的符号

第二节 常染色体显性遗传

一、常染色体显性遗传病的系谱特点

如果决定一种遗传性状的基因位于常染色体上,且这种基因是显性基因,其遗传方式称为常染色体显性遗传(AD)。由常染色体上显性基因引起的疾病称为常染色体显性遗传病。

如果用 A 表示常染色体显性基因,用 a 表示对应的隐性基因,则患者的基因型为 AA 和 Aa,正常人的基因型为 aa。常染色体显性遗传病患者绝大多数是杂合体(Aa),很少看到纯合体(AA)的患者。图 6-2 是一个典型常染色体显性遗传病的系谱。临床上最常见的婚配型(图 6-3)是杂合体患者和正常人婚配(Aa×aa),其所生子女中,大约有 1/2 个体患病(Aa),1/2 个体正常(aa)。

通过对图 6-2 和图 6-3 分析,可归纳出常染色体显性遗传病的典型系谱特点:①致病基因位于常染色体上,因而遗传与性别无关,男女发病机会均等;②患者的双亲之一为患者;③患者的同胞中约有 1/2 为患者;④患者的子女中患病率约为 1/2;⑤系谱中连续几代都可出现患者,出现连续传递现象;⑥双亲无病时,子女一般不会患病,除非发生新的基因突变。

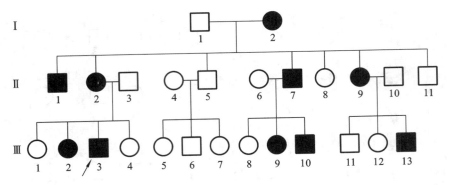

图6-2 典型常染色体显性遗传病的系谱图

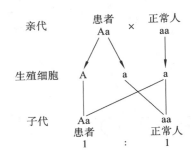

图6-3 AD病杂合体患者与正常人婚配图解

二、常染色体显性遗传的类型

由于受各种复杂因素的影响,常染色体显性遗传的杂合体(Aa)实际上会出现多种不同的表现形式,因此根据杂合体的不同表现,常染色体显性遗传又可分为完全显性遗传、不完全显性遗传、共显性遗传、不规则显性遗传和延迟显性遗传等不同的类型。

(一) 完全显性遗传

完全显性遗传是指杂合体(Aa)与显性纯合体(AA)的表现型完全相同的遗传方式。在杂合体Aa中,显性基因A的作用完全表现出来,而隐性基因a的作用完全被掩盖,从而使杂合体表现出与显性纯合体完全相同的性状。

常染色体显性遗传病绝大部分属于完全显性遗传,如短指(趾)和并指(趾)Ⅰ型等。短指(趾)的主要症状是患者的中指骨(或趾骨)未发育或与末端指骨(或趾骨)融合,造成手指或脚趾变短。并指(趾)Ⅰ型是一种肢端发育畸形,患者的第3、4指间有蹼,足的第2、3趾间有蹼。

临床上可对常染色体完全显性遗传病进行再发风险的估计(表6-1)。

表6-1 常染色体显性遗传病的再发风险估计

婚配类型	子女的再发风险
Aa×aa(常见)	子女患病概率为1/2
Aa×Aa(少见)	子女患病概率为3/4

（二）不完全显性遗传

不完全显性遗传是指杂合体（Aa）的表现型介于显性纯合体（AA）与隐性纯合体（aa）的表现型之间的遗传方式，也称为半显性遗传。在杂合体（Aa）中，隐性基因a的作用也得到一定程度的表达，所以在不完全显性遗传病中，杂合体（Aa）常为轻型患者，纯合体（AA）为重型患者。当两个轻型患者（Aa）婚配时，其后代将出现重型患者、轻型患者和正常人，其比例为1：2：1。

例如，软骨发育不全症是一种不完全显性遗传病（图6-4），致病基因定位于4p16.3。纯合体（AA）患者病情严重，多在胎儿期或新生儿期死亡，而杂合体（Aa）患者在出生时即有体态的异常：四肢短粗，下肢向内弯曲，腰椎明显前突，手足短厚，手指齐平、头大等。

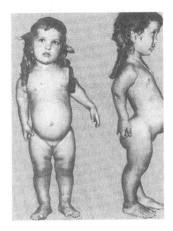

图6-4 软骨发育不全症

（三）共显性遗传

共显性遗传是指一对等位基因之间，没有显性与隐性的区别，在杂合状态下，两种基因的作用同时完全表现出来的遗传方式。

例如，人类ABO血型系统中的AB血型就属于共显性遗传。决定ABO血型的基因定位于9q34，由一组复等位基因 I^A、I^B 和 i 组成。所谓复等位基因（multiple alleles）是指在群体中，一对同源染色体的某一特定位点上，有3种或3种以上的等位基因，然而对于每个个体来讲，只能含有其中的任意一种或两种基因。I^A 决定红细胞表面有抗原A，I^B 决定红细胞表面有抗原B，i 决定红细胞表面既没有抗原A，也没有抗原B。基因 I^A 对 i 为显性，基因 I^B 对 i 也是显性，而基因 I^A 和 I^B 之间没有显性和隐性的区别，表现为共显性。这样 I^A、I^B 和 i 这组复等位基因就可以形成6种基因型和4种表现型（表6-2）。

表6-2 ABO血型的特点

血型	红细胞抗原	血清中的天然抗体	基因型
A	A	β	$I^A I^A$、$I^A i$
B	B	α	$I^B I^B$、$I^B i$
AB	A，B	—	$I^A I^B$
O	—	α，β	ii

根据孟德尔分离定律的原理，已知双亲的血型，就可以推测出子女中可能出现的血型和不可能出现的血型（表6-3）；已知双亲之一和子女的血型，也可以推测另一双亲可能出现的血型和不可能出现的血型，这在法医学的亲子鉴定中有一定意义。

表 6-3　双亲和子女之间血型的遗传关系

双亲的血型	子女中可能出现的血型	子女中不可能出现的血型
A×A	A,O	B,AB
A×O	A,O	B,AB
A×B	A,B,AB,O	—
A×AB	A,B,AB	O
B×B	B,O	A,AB
B×O	B,O	A,AB
B×AB	A,B,AB	O
AB×O	A,B	AB,O
AB×AB	A,B,AB	O
O×O	O	A,B,AB

（四）不规则显性遗传

在一些常染色体显性遗传病中,有些杂合体(Aa)个体由于所处的遗传背景和环境因素的影响并不发病,或即使发病但表现程度有差异,这种遗传方式称为不规则显性遗传,或称为外显不全。

例如,多指(趾)就是一个不规则显性遗传的典型实例(图 6-5)。其主要症状是指(趾)的数目增多,增加的可以是完整的全指(趾),也可以增加的只是软组织。图 6-6 为一个多指家族系谱,先证者为Ⅲ₂,其后代子女Ⅳ₁和Ⅳ₂均为多指,而Ⅲ₂的父母表现型均正常,那么Ⅲ₂的致病基因从何而来呢? 从整个系谱来看,Ⅲ₂的致病基因来自父亲Ⅱ₃,这可从Ⅲ₂的二伯父Ⅱ₂和祖母Ⅰ₂为多指患者得到旁证。 Ⅱ₃带有的致病基因由于某种原因未能得到表达,所以未发病,但其携带的致病基因仍会向下一代传递,使下一代在适宜的条件下,又可表现出多指症状。

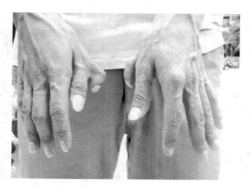

图 6-5　多指

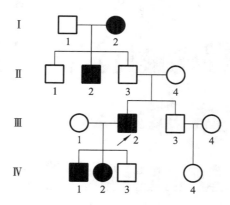

图 6-6　一个多指家族的系谱

显性基因在杂合状态下是否表现出相应性状,常用外显率来衡量。外显率(penetrance)是指一定基因型的个体在群体中形成相应表现型的百分率。例如,在 100 名杂合体(Aa)中,有 80 名形成了与基因 A 相应的性状,另外 20 名表型正常,那么基因 A 的外显率为 $80/100×100\% = 80\%$。如果外显率为 100%,称为完全外显;如果外显率低于

100％,称为不完全外显或外显不全。在外显不全的情况下,患者同胞的发病风险就不再是1/2,而应是 1/2×外显率。

表现度(expressivity)是指具有相同基因型的个体形成相应表现型的明显程度。有些杂合体(Aa)个体,基因 A 虽然都能表现出相应的性状,但在不同个体间,表现出的轻重程度不同,以多指(趾)为例,就有多指(趾)数目不一、长短不等的现象。这种由于受各自遗传背景和环境因素的影响而导致的杂合体(Aa)个体间表现程度的差异,即为表现度不一致。表现度的差异并不影响致病基因向后代传递。

外显率与表现度是两个不同的概念,根本区别在于外显率阐明的是基因是否表达,是个"质"的问题,表现度说明的是在基因表达的前提下表现程度如何,是个"量"的问题。

(五)延迟显性遗传

延迟显性遗传是指某些带有显性致病基因的杂合体(Aa)个体,并非出生后就表现出相应症状,而是发育到一定年龄以后,致病基因的作用才表现出来。

例如,慢性进行性舞蹈病(又称 Huntington 舞蹈症)就是一种延迟显性遗传病,致病基因定位于 4p16.3,杂合体(Aa)个体通常于中年(30～45 岁)开始发病,主要症状为进行性加重的持续性不自主的舞蹈样动作、精神异常和智力障碍,最终出现痴呆,但在青春期之前无任何症状。

家族性多发性结肠息肉也属于延迟显性遗传病,致病基因定位于 5q21～5q22。该病患者的结肠壁上有许多大小不等的息肉,临床上主要症状为便血并伴黏液。35 岁前后,结肠息肉可恶变成结肠癌,致病基因的作用才表现出来。

图 6-7 是一个慢性进行性舞蹈病家族的系谱,Ⅱ$_1$、Ⅱ$_2$、Ⅱ$_3$均已发病,说明他们的基因型均为(Aa),值得注意的是Ⅲ$_1$、Ⅲ$_2$和Ⅲ$_3$都有 1/2 的发病风险,他们均没有患病,可能还没到发病年龄。

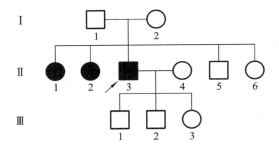

图 6-7 一个慢性进行性舞蹈病家族的系谱

第三节 常染色体隐性遗传

一、常染色体隐性遗传病的系谱特点

如果决定一种遗传性状的基因位于常染色体上,且这种基因是隐性基因,其遗传方式称为常染色体隐性遗传（AR）。由常染色体上隐性基因引起的疾病称为常染色体隐性遗传病。

　　常染色体隐性遗传病患者的基因型为 aa，正常人的基因型为 AA 和 Aa。当个体处于杂合（Aa）状态时，由于有显性正常基因（A）的存在，隐性致病基因（a）的作用被掩盖，所以杂合体（Aa）不发病。像这种带有致病遗传物质，但表现型正常的个体称为携带者。在常染色体隐性遗传病家系中，最常见的往往是两个表现型正常的携带者之间的婚配，其所生子女中将有 1/4 可能为患者，3/4 的可能性为表现型正常的个体，在表现型正常的个体中，有 2/3 的可能性为致病基因携带者（图 6-8）。

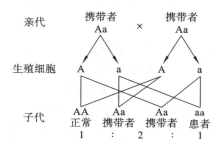

图 6-8　两个 AR 病携带者之间的婚配图解

　　临床上常见的常染色体隐性遗传病有白化病、苯丙酮尿症、先天性聋哑、肝豆状核变性、高度近视、尿黑酸尿症、镰状细胞贫血、先天性肌弛缓、半乳糖血症等。

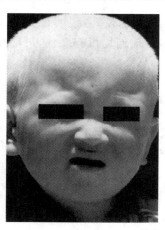

　　例如，白化病（图 6-9）是属于常染色体隐性遗传病。由于患者体内编码酪氨酸酶的基因发生突变，导致催化生成黑色素的酪氨酸酶缺乏，从而引起白化病。患者皮肤呈白色或淡红色，毛发呈银白或淡黄色，虹膜淡红色，瞳孔发红、畏光，皮肤对光高度敏感，晒后易发生皮炎。图 6-10 是一个白化病家族的系谱。

　　苯丙酮尿症是一种遗传性代谢病，也属于常染色体隐性遗传，致病基因定位于 12q23.2，患者由于苯丙氨酸羟化酶缺乏或活性低下，导致苯丙氨酸代谢异常，出现智力低下、生长迟缓、毛发淡黄、皮肤色浅、尿有发霉样臭味或"鼠尿味"等症状。

图 6-9　白化病

　　通过对图 6-8 和图 6-10 分析，可归纳出常染色体隐性遗传病的系谱特点：①致病基因位于常染色体上，因而遗传与性别无关，男女发病机会均等；②患者双亲往往正常，但都是致病基因携带者；③患者的同胞中约 1/4 为患者，患者正常的同胞中约 2/3 可能为携带者；④患者子女往往正常，但都是致病基因的携带者；⑤系谱中看不到连续传递现象，患者分布常为散发，有时在系谱中只有先证者一个患者；⑥近亲婚配时后代的发病率比随机婚配高得多，这是由他们可能从共同的祖先传递下来同一基因所致。

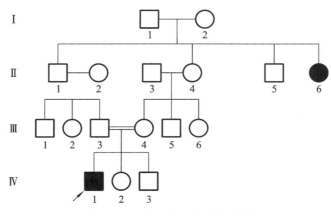

图 6-10 一个白化病家族的系谱

根据上述特点,临床上可对常染色体隐性遗传病进行再发风险的估计(表 6-4)。

表 6-4 常染色体隐性遗传病的再发风险估计

婚配类型	子女的再发风险
Aa×Aa(常见)	子女患病概率为 1/4
aa×AA(少见)	正常

二、近亲婚配的危害

近亲是指在 3～4 代内有共同祖先的个体间的关系,近亲个体之间的婚配称为近亲婚配(consanguineous marriage)。近亲婚配子女的发病风险比非近亲婚配要高得多,这是由于两个近亲个体可能携带从共同祖先传递下来的相同基因,所以当其中一个是某种致病基因的携带者时,另一个很可能也是携带者,因此他们的后代发生等位基因隐性纯合的可能性会明显增大。

以同胞兄妹为例,假设哥哥为杂合体 Aa,他的隐性基因 a 来自父亲的概率是 1/2,父亲把他的隐性基因 a 传给他妹妹的概率也是 1/2。兄妹二人是否从父亲传来基因 a,是两个独立事件,他们同时具有基因 a 的概率为 1/2×1/2=1/4,从父亲一方传递来看,兄妹之间基因相同的概率为 1/4。同理,从母亲一方传递来看,兄妹之间基因相同的概率也是 1/4。一个基因究竟是从父亲传来还是从母亲传来? 这是两个互斥事件,因此,兄妹之间任何一个基因相同的概率是 1/4＋1/4=1/2,也就是说同胞兄妹的亲缘系数是 1/2。有共同祖先的两个个体,在某一基因座上具有相同基因的概率称为亲缘系数(coefficient of relationship),不同的亲属级别亲缘系数不同,亲属级别每远一级,亲缘系数减少 1/2,其关系见表 6-5。

表 6-5　亲属级别与亲缘系数

与先证者的亲缘关系	亲缘系数
一卵双生	1
一级亲属（父母、同胞、子女）	1/2
二级亲属（祖父母/外祖父母、叔姑/舅姨、侄/甥、孙子女/外孙子女、半同胞）	1/4
三级亲属（曾祖父母/外曾祖父母、曾孙子女/外曾孙子女、一级表亲）	1/8

假如某种常染色体隐性遗传病在群体中的携带者（Aa）频率为 1/50，则夫妇均为携带者时，每次生育出遗传病患儿的概率为 1/4，随机婚配所生后代的发病风险为 $1/50 \times 1/50 \times 1/4 = 1/10\ 000$，表（堂）兄妹（三级亲属）婚配所生后代的发生风险为 $1/50 \times 1/8 \times 1/4 = 1/1600$，比随机婚配的风险高 6.25 倍。如果群体中某种常染色体隐性遗传病的携带者（Aa）频率为 1/500，则表（堂）兄妹婚配所生后代的发病风险比随机婚配的风险高 62.5 倍。由此可见，近亲婚配可增加群体中常染色体隐性遗传病的发病率，而且隐性遗传病发病率越低，群体中携带者频率也越低，近亲婚配后代的相对发病风险就越高。

第四节　性连锁遗传

如果决定一种遗传性状的基因位于性染色体上，该基因必将随着性染色体而传递，这种遗传方式称为性连锁遗传。根据基因所在性染色体（X 染色体或 Y 染色体）的不同，性连锁遗传分为 X 连锁遗传和 Y 连锁遗传。由于基因性质的不同（显性或隐性），X 连锁遗传又可分为 X 连锁显性遗传和 X 连锁隐性遗传两种遗传方式。

一、X 连锁遗传

如果决定一种遗传性状的基因位于 X 染色体上，Y 染色体上没有相应基因位点，这样的基因称为 X 连锁基因。由于男性和女性的性染色体组成不同，女性为 XX，男性为 XY，这就造成 X 连锁基因的传递具有独特的特点：①男性为半合子（hemizygote），男性只有一条 X 染色体，Y 染色体由于过于短小，缺少与之相对应的等位基因，故男性的 X 连锁基因只有成对的等位基因中的一个基因，故称为半合子。因此，不论致病基因是显性还是隐性，只要男性的 X 染色体上带有 X 连锁致病基因，就会发病。②交叉遗传，男性的 X 连锁基因只能从母亲传来，将来只能传给其女儿，不可能从男性传给男性，这种现象称为交叉遗传。

（一）X 连锁显性遗传

如果决定一种遗传性状的基因是 X 连锁基因，且这种基因为显性基因，则其遗传方式称为 X 连锁显性遗传（XD）。由 X 连锁显性基因引起的疾病称为 X 连锁显性遗传病。

如果用 X^A 表示 X 连锁显性基因，X^a 表示 X 连锁隐性基因，则在 X 连锁显性遗传病中，女性患者的基因型为 $X^A X^A$ 和 $X^A X^a$，正常人的基因型为 $X^a X^a$；男性患者的基因型为 $X^A Y$，正常人的基因型为 $X^a Y$。临床上女性患者绝大多数是杂合体（$X^A X^a$），很少看到纯合体（$X^A X^A$）的患者。

X 连锁显性遗传病种类较少,如抗维生素 D 性佝偻病、遗传性肾炎、色素失调症等。

抗维生素 D 性佝偻病的致病基因定位于 Xp22.1。该病是由于肾小管对磷酸盐的再吸收障碍,导致血磷下降、尿磷增多,肠道对钙、磷的吸收不良而影响骨质钙化,形成的佝偻病。患儿多于 1 周岁左右发病,最先出现的症状为 O 形腿、X 形腿(图 6-11),严重的有进行性骨骼发育畸形、多发性骨折,并伴有骨骼疼痛、不能行走、生长发育缓慢等症状。

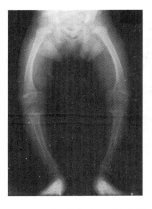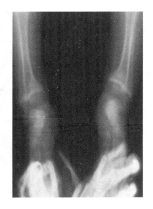

图 6-11 抗维生素 D 性佝偻病患者 O 形腿、X 形腿 X 线片

遗传性肾炎的致病基因定位于 Xq22.3。该病以肾小球基底膜为病理特征,临床症状为反复血尿、慢性进展性肾功能衰竭,常伴有神经性耳聋、眼病。

图 6-12 是抗维生素 D 性佝偻病的典型系谱。在系谱中常见的婚配型是女性杂合体患者(X^AX^a)与正常男性(X^aY)婚配(图 6-13)、男性患者(X^AY)与正常女性(X^aX^a)婚配(图 6-14)。

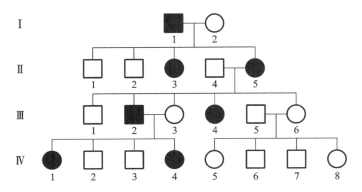

图 6-12 抗维生素 D 性佝偻病的系谱

通过对图 6-12 至图 6-14 进行分析,归纳出 X 连锁显性遗传病的典型系谱特点:①人群中女性患者多于男性患者,女性患者是男性患者的 2～3 倍,且女性患者绝大多数是杂合体,病情也较轻;②患者双亲中必有一方患病,男性患者的母亲一定患病;女性患者的双亲中可能父亲患病,也可能母亲患病;③男性患者的女儿全部患病,儿子都正常;④女性患者的子女患病概率各为 1/2;⑤系谱中可见到连续几代都有患者,即连续传递现象。

根据上述特点,临床上可对 X 连锁显性遗传病进行再发风险的估计(表 6-6)。

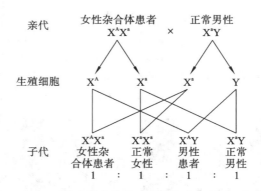

图 6-13　XD 病女性杂合体患者与正常男性婚配图解

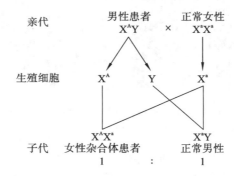

图 6-14　XD 病男性患者与正常女性婚配图解

表 6-6　X 连锁显性遗传病的再发风险估计

婚配类型	子女的再发风险
$X^A X^a \times X^a Y$	儿子、女儿患病概率各为 1/2
$X^A Y \times X^a X^a$	女儿全部患病，儿子都正常

（二）X 连锁隐性遗传

如果决定一种遗传性状的基因是 X 连锁基因，且这种基因为隐性基因，其遗传方式称为 X 连锁隐性遗传（XR）。由 X 连锁隐性基因引起的疾病称为 X 连锁隐性遗传病。

在 X 连锁隐性遗传病中，女性患者的基因型为 $X^a X^a$，正常女性的基因型为 $X^A X^A$ 和 $X^A X^a$；男性患者的基因型为 $X^a Y$，正常男性的基因型为 $X^A Y$。女性杂合体（$X^A X^a$）带有致病基因但表现型正常，是致病基因的携带者。

X 连锁遗传病绝大多数属于 X 连锁隐性遗传病，常见的有红绿色盲、血友病 A、进行性假肥大性肌营养不良等。

红绿色盲的致病基因定位于 Xq28，患者不能正确区分红色和绿色，这决定于 X 染色体上两个紧密相连的隐性红色盲基因和绿色盲基因。据报道，男性色盲的发病率约为 7.0%，女性色盲的发病率约为 0.5%。

血友病 A，又称甲型血友病，致病基因定位于 Xq28。患者由于血浆中缺乏凝血因子Ⅷ，导致凝血发生障碍。血友病 A 发病年龄多在儿童期，轻微外伤后出血不止。皮肤出血可形成皮下血肿；关节、肌肉出血常累及关节血肿，以踝、膝、肘关节多见，可导致跛行，不经治疗者往往造成关节永久性畸形（图6-15）。

以红绿色盲为例，常见的婚配型是女性携带者（X^AX^a）与正常男性（X^AY）婚配（图6-16），男性患者（X^aY）与正常女性（X^AX^A）婚配（图6-17）；偶尔在人群中会看到女性携带者（X^AX^a）与男性患者（X^aY）婚配（图6-18）。

通过对图6-16至图6-18进行分析，归纳出X连锁隐性遗传病的典型系谱特点：①人群中男性患者远多于女性患者，系谱中往往只有男性患者。②双亲无病时，儿子有可能发病，女儿则不会发病；儿子如果患病，其致病基因来自携带者母亲。③男性患者子女都正常，但女儿全为携带者。④如果女

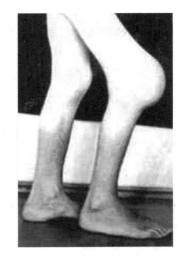

图6-15　甲型血友病患者膝关节血肿

儿是患者，其父亲一定是患者，母亲是携带者。⑤由于交叉遗传，男性患者的兄弟、外祖父、舅父、姨表兄弟、外甥、外孙等也可能是患者。⑥系谱中看不到连续传递现象。

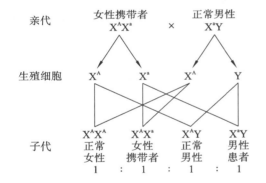

图6-16　XR病女性携带者与正常男性婚配图解

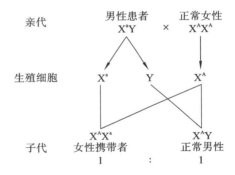

图6-17　XR病男性患者与正常女性婚配图解

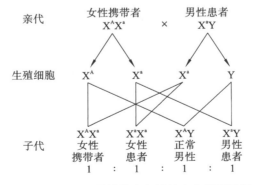

图6-18　XR病女性携带者与男性患者婚配图解

根据上述特点，临床上可对X连锁隐性遗传病进行再发风险的估计（表6-7）。

表 6-7　X连锁隐性遗传病的再发风险估计

婚配类型	子女的再发风险
$X^A X^a$ × $X^A Y$（常见）	儿子患病概率为1/2；女儿都正常，女儿携带者概率为1/2
$X^a Y$ × $X^A X^A$	子女全正常，女儿全为携带者
$X^A X^a$ × $X^a Y$（少见）	子女患病概率均为1/2；女儿约有1/2正常，但都是携带者

知识链接

皇　室　病

　　历史上有一个著名的血友病家系，即十九世纪英国维多利亚女王家系。1840年2月，21岁的维多利亚女王和她的表哥（舅舅的二子）阿尔拔亲王结婚，当时谁也没有想到，这场婚姻会给她的家庭生活带来巨大的不幸。他们一共育有多个孩子，由于维多利亚女王是第一代致病基因的携带者，女王把这种致病基因传给了她的子女，其中两个女儿也是致病基因携带者。公主们表面都健康美丽，也像她们的母亲一样聪明，于是不少国家的王子都前来求婚，他们都为能得到维多利亚女王的女儿而感到无上的光荣和自豪。然而当她们先后嫁到了西班牙、俄国和欧洲的其他王室后，他们所生下的小王子也都患上了血友病（图6-19）。这件事把欧洲许多王室都搅得惶恐不安，所以当时把血友病称为"皇室病"。

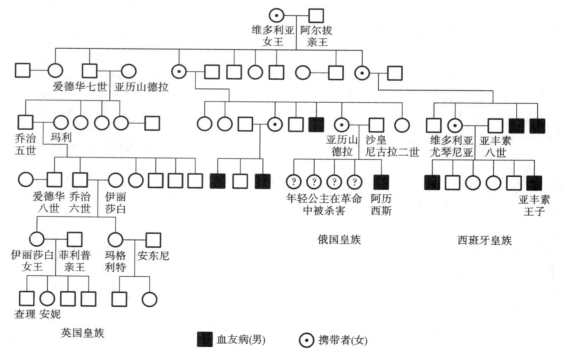

图 6-19　英国维多利亚女王家族血友病遗传系谱

二、Y 连锁遗传

如果决定一种遗传性状的基因位于 Y 染色体上，X 染色体上没有相应的基因位点，这样的基因称为 Y 连锁基因。Y 连锁基因随着 Y 染色体在上下代之间传递，并表现出相应的性状，这种遗传方式称为 Y 连锁遗传。由 Y 连锁基因引起的疾病称为 Y 连锁遗传病。

Y 连锁遗传的传递规律比较简单，具有 Y 连锁基因者均为男性，这些基因将随 Y 染色体进行父传子、子传孙的传递，因此又称为全男性遗传。目前已经定位在 Y 染色体上的基因比较少，约 44 种，如 H-Y 抗原基因、外耳道多毛基因、睾丸决定因子基因、性别决定基因（SRY）等。

外耳道多毛症受 Y 染色体上的外耳道多毛基因控制，患者到了青春期，外耳道中可长出 2～3cm 成簇的黑色硬毛，且常伸出耳孔之外（图 6-20）。图 6-21 是一个外耳道多毛症家族的系谱，系谱中祖孙三代患者全为男性，所有女性均无此症状。

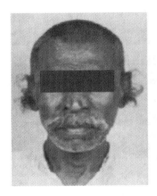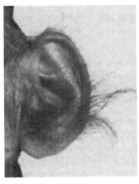

图 6-20 外耳道多毛症

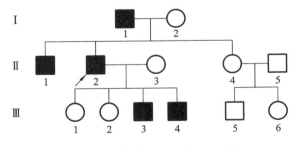

图 6-21 外耳道多毛症家族的系谱

第五节 单基因遗传病相关问题

一、基因多效性和遗传异质性

（一）基因多效性

基因多效性（pleiotropy）是指一个基因可以影响多个性状。造成基因多效性的原因，可从两个方面进行分析：一方面是基因的作用，是通过控制蛋白质或酶的合成，直接控制不同组织和器官的代谢过程，即所谓的初级效应；另一方面是在初级效应的基础上，通过连锁反应引起的一系列次级效应。例如，半乳糖血症Ⅰ型，呈常染色体隐性遗传，由于半乳糖-1-磷酸尿苷转移酶缺乏引起的糖代谢异常是初级效应，患者表现出智力发育不全等神经系统症状，黄疸、腹水、肝硬化等消化系统症状，甚至白内障等症状是次级效应。又如镰状细胞贫血，由于存在异常血红蛋白，引起红细胞镰变是初级效应，进而使血液黏滞度增加、局部血流停滞、各组织器官的血管梗死、组织坏死等各种临床表现是次级效应。

（二）遗传异质性

在遗传学中，表现型是由基因型决定的，但表现型相同的个体，可能具有不同的基因型。一种遗传性状由多个不同的基因型控制的现象称为遗传异质性（genetic heterogeneity）。遗传异质性又可分为基因座异质性和等位基因异质性。

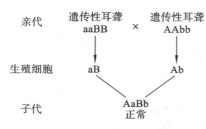

图 6-22　遗传异质性图解

基因座异质性是指同一遗传病是由不同基因座上的突变引起的。例如，先天性聋哑的遗传方式有常染色体隐性遗传、常染色体显性遗传和 X 连锁隐性遗传三种。属于常染色体隐性遗传的又有Ⅰ型和Ⅱ型，Ⅰ型估计涉及 35 个基因座位，Ⅱ型估计涉及 6 个基因座位，每个基因座位隐性致病基因纯合体都可导致先天性聋哑；属于常染色体显性遗传的有 6 个基因座位，属于 X 连锁隐性遗传的有 4 个基因座位。生活中，经常可以见到一对夫妇都是先天性聋哑，婚后却生育出正常的孩子，这是由父母的聋哑基因不在同一基因座位上所致（图 6-22）。

等位基因异质性是指同一遗传病是由同一基因座上的不同突变引起的。例如，β 地中海贫血，现已证明有 100 多种突变可致，由于基因突变的类型众多，患者的临床表现程度有较大差异。

目前已经在越来越多的病例中观察到了遗传异质性的存在，由于遗传基础不同，其遗传方式、发病年龄、病程进展、病情严重程度、治疗、预后以及再发风险等都有可能不同。

二、限性遗传和从性遗传

（一）限性遗传

控制某种性状或疾病的基因位于常染色体上，其性质可以是显性或隐性，由于基因表达的性别限制，只在一种性别中表现，而在另一种性别中则完全不能表现，这种遗传方式称为限性遗传。这主要是由解剖学结构上的性别差异，以及受性激素分泌的差异限制造成的。例如，子宫阴道积水症属于常染色体隐性遗传病，女性只要有隐性纯合体（aa）就表现出相应症状，男性即使有隐性纯合体也不能表现该性状，然而无论是男性还是女性，致病基因都可以向后代传递。

（二）从性遗传

从性遗传是指控制某种性状或疾病的基因位于常染色体上，在表现型上由于性别的差异而显示出男女分布比例上的差异或表现程度的差异。

例如,遗传性早秃属于常染色体显性遗传病,一般从 35 岁左右开始脱发,是一种以头顶为中心向周围扩展的进行性、弥漫性、对称性脱发。男性秃顶明显多于女性,因为男性杂合体(Aa)会出现早秃,而女性杂合体(Aa)不会出现早秃,仅表现为头发稀疏,只有纯合体(AA)才会出现早秃。这是由于早秃的发生除了早秃基因的作用外,还要受到体内雄性激素水平的影响。

再如原发性血色病也属于常染色体显性遗传病,是一种遗传性铁代谢障碍性疾病,其特征为含铁血红素在组织中大量沉积,造成多种器官损害,典型症状为皮肤色素沉着、肝硬化、糖尿病三联综合征。由于此病是在铁质蓄积达到 15～30 g 时方产生症状,所以症状发生较迟,80％病例在 40 岁以后发病,而且男性患者比女性患者多 10～20 倍,女性患者发病也较晚。这是因为女性通过月经、妊娠和哺乳,一生中可丧失铁 10～35 g,减轻了铁质的沉积,故难以表现铁质沉着症状。

三、表型模拟和反应规范

(一)表型模拟

表型模拟(phenocopy)是指由于环境因素的作用使个体产生的表现型与某一特定基因所产生的表现型相同或相似的现象。例如,属于 X 连锁显性遗传病的抗维生素 D 性佝偻病,与食物中长期缺乏维生素 D 引起的佝偻病,都有相同的佝偻病表型。这种由于食物引起的佝偻病就是表型模拟。再如,常染色体隐性遗传引起的先天性聋哑,与使用药物(链霉素)引起的聋哑,都有一个相同的聋哑表型,这种由药物引起的聋哑则为表型模拟。表型模拟是由于环境因素的影响引起的,并非生殖细胞中基因本身的改变所致,因此这种聋哑并不遗传给后代。

(二)反应规范

反应规范是指某一基因在不同的环境条件下所能发生反应的范围。有些基因所决定的反应规范比较宽,在不同的环境条件下,可以形成不同的表现型。例如人的黑色素基因 A,含有黑色素基因 A 的人,如果接受阳光照射时间长则肤色较黑,如果缺乏阳光照射则肤色较浅。这里环境因素对基因的表达起到了修饰作用,使含有黑色素基因 A 的人,形成了不同的表现型。还有一些基因所决定的反应规范比较窄,在不同的环境条件下,形成的表现型没有明显差异,环境因素对基因表达的影响很小。例如,不含有黑色素基因 A 的白化病患者不论是否接受阳光照射,都不形成黑色素,表现为白化症状。

四、遗传早发和遗传印记

(一)遗传早现

遗传早现是指一些遗传病在连续几代的传递过程中,有发病年龄逐代提前和病情逐代加重的现象。例如,脊髓小脑性共济失调Ⅰ型是一种常染色体显性遗传病,其发病年龄一般为 30～40 岁,临床表现为早期行走困难,站立摇摆不定,语音不清,晚期下肢瘫痪。图 6-23可见Ⅰ₁在 39 岁开始发病,Ⅱ₄发病年龄为 38 岁,Ⅲ₆发病年龄为 34 岁,而Ⅳ₁23 岁时就已瘫痪。本病的发病原因是其外显子中的三核苷酸(CAG)n重复引起的动态突变,正常人的 CAG 重复 19～38 次,患者的 CAG 重复 40～81 次,重复次数越多,患者的发病年龄越早、病情越重。

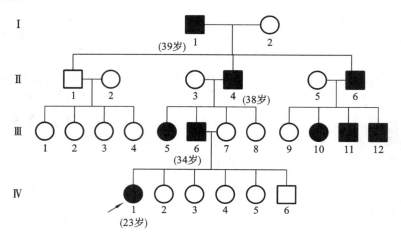

图 6-23　脊髓小脑性共济失调 I 型的系谱

（二）遗传印记

越来越多的研究显示,某些同源染色体或等位基因由不同性别的亲本传递给子女可以产生不同的表型效应,这种由双亲性别决定的基因功能上的差异称为遗传印记(genetic imprinting),亦称基因组印记。例如 Huntington 舞蹈症,呈常染色体显性遗传,致病基因如果经母源传递,则其子女的发病年龄不会提前,且病情也不会加重。致病基因如果经父源传递,则其子女的发病年龄会提前,且病情也较重。这是基因在生殖细胞分化过程中受到不同修饰的结果。一些基因在精子生成过程中被印记,另一些基因在卵子生成过程中被印记,被印记了的基因,它们的表达受到抑制。遗传印记会持续存在于一个个体的一生中,但这不是一种突变,也不是永久性的改变,在下一代配子形成时,旧的印记可以被消除并可以产生新的印记。

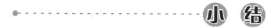 小　结

单基因遗传是受一对等位基因控制的遗传。由一对等位基因控制而发生的遗传性疾病,称为单基因遗传病。人类单基因遗传分为常染色体显性遗传、常染色体隐性遗传、X 连锁显性遗传、X 连锁隐性遗传和 Y 连锁遗传。

常染色体显性遗传可以分为完全显性遗传、不完全显性遗传、共显性遗传、不规则显性遗传和延迟显性遗传等不同的类型。一些常见的常染色体显性遗传病有:短指(趾)、多指(趾)、并指 I 型、软骨发育不全症、Huntington 舞蹈症、家族性多发性结肠息肉等。典型的系谱特点:男女发病机会均等;患者的双亲之一必为患者;患者的同胞中约有 1/2 为患者;患者的子女中患病率约为 1/2;系谱中可见连续传递现象;双亲无病时,子女一般不会患病,除非发生新的基因突变。

常染色体隐性遗传病包括白化病、苯丙酮尿症、先天性聋哑、肝豆状核变性、高度

近视、半乳糖血症等。典型的系谱特点：男女发病机会均等；患者双亲往往正常；患者的同胞中约 1/4 为患者,患者正常的同胞中约 2/3 可能为致病基因携带者；患者子女往往正常；系谱中看不到连续传递现象；近亲婚配时后代的发病率比随机婚配高得多。

X 连锁显性遗传病种类较少,如抗维生素 D 性佝偻病、遗传性肾炎、色素失调症等。典型的系谱特点：女性患者是男性患者的 2～3 倍；患者双亲中必有一方患病；男性患者的女儿全部患病,儿子都正常；女性患者的子女患病概率各为 1/2；系谱中可见到连续传递现象。

X 连锁遗传病绝大多数属于 X 连锁隐性遗传病,常见的有红绿色盲、血友病 A、进行性假肥大性肌营养不良等。典型的系谱特点：人男性患者远多于女性患者；双亲无病时,儿子有 1/2 可能发病,女儿则不会发病；儿子如果患病,其致病基因来自携带者母亲；男性患者的子女都正常；如果女儿是患者,其父亲一定是患者,母亲是携带者；由于交叉遗传,男性患者的兄弟、外祖父、舅父、姨表兄弟、外甥、外孙等也可能是患者；系谱中看不到连续传递现象。

由于受到遗传背景和环境因素的影响,在单基因遗传病分析过程中,还要考虑到外显率和表现度、基因多效性和遗传异质性、限性遗传和从性遗传、表型模拟和反应规范、遗传早现和遗传印记等问题。

能力检测

一、名词解释

单基因遗传　先证者　系谱　携带者　交叉遗传　复等位基因　遗传异质性

二、填空题

1. 单基因遗传病可分为常染色体显性遗传、常染色体隐性遗传、_____ 、_____ 和 Y 连锁遗传五种遗传方式。

2. 常染色体显性遗传可分为完全显性遗传、不完全显性遗传、_____ 、_____ 、和延迟显性遗传五种类型。

3. 完全显性遗传是指_____ 和_____ 的表现型完全相同的遗传方式。

4. 杂合体（Aa）表现型介于显性纯合体（或 AA）和_____ 之间的遗传,称为_____ 。

5. 在常染色体隐性遗传病中,患者的同胞患病概率约为_____ ,患者表现型正常的同胞中约有_____ 可能为携带者。

6. 在常染色体显性遗传病中,患者的基因型是_____ ,正常人的基因型是_____ 。

7. 在 X 连锁遗传中,男性患者的致病基因只能来自_____ ,将来也只能传给女儿,这种遗传方式称为_____ 。

8. 在 X 连锁隐性遗传中,若女性携带者与正常男性婚配,儿子的发病率是_____ ,女儿的发病率是_____ 。

三、选择题

1. 不符合常染色体显性遗传病系谱特点的是（　　）。

A. 男女发病机会均等   B. 连续传递

C. 杂合体不发病,是携带者   D. 患者同胞有 1/2 发病

E. 患者的双亲中往往有一个是患者

2. 母亲是 B 型血,父亲是 AB 型血,其子女不可能有的血型是(　　　)。

A. O 型   B. AB 型   C. B 型   D. A 型   E. MN

3. O 血型女性与 B 血型的男性婚配,他们的子女可能有的血型是(　　　)。

A. O 型和 AB 型   B. O 型和 A 型   C. O 型和 B 型

D. B 型和 AB 型   E. A 型和 B 型

4. 下列不属于常染色体显性遗传方式的疾病是(　　　)。

A. 短指   B. 多指

C. 软骨发育不全症   D. 血友病

E. 慢性进行性舞蹈病

5. 白化病的遗传方式属于(　　　)。

A. 常染色体显性遗传   B. X 连锁隐性遗传

C. 常染色体隐性遗传   D. X 连锁显性遗传

E. Y 连锁遗传

6. 抗维生素 D 性佝偻病的遗传方式属于(　　　)。

A. 常染色体显性遗传   B. X 连锁隐性遗传   C. Y 连锁遗传

D. X 连锁显性遗传   E. 常染色体隐性遗传

7. 在 X 连锁隐性遗传中,女性携带者的基因型是(　　　)。

A. $X^a X^a$ B. $X^a Y$ C. $X^A X^a$ D. $X^A Y$ E. Aa

8. 父母和祖父母都正常的一个血友病男性患者的亲属中,不可能患血友病的是(　　　)。

A. 舅父   B. 姨表兄弟   C. 同胞兄弟   D. 外甥   E. 伯父

9. 红绿色盲的女性患者,其父母的情况可能是(　　　)。

A. 双亲都色盲   B. 双亲正常

C. 父亲色盲,母亲携带者   D. 父亲携带者,母亲正常

E. 父亲正常,母亲色盲

10. 一种遗传性状由多个不同的基因型控制的现象称为(　　　)。

A. 基因多效性   B. 遗传异质性   C. 表型模拟

D. 遗传早现   E. 遗传印记

四、简答题

1. 在常染色体隐性遗传病中,为什么近亲婚配的后代发病风险比随机婚配高得多?

2. 简述常染色体显性遗传病和常染色体隐性遗传病的系谱特点。

3. 简述 X 连锁显性遗传病和 X 连锁隐性遗传病的系谱特点。

4. 丈夫正常,妻子是短指患者,生育了一个白化病的患儿,试判断这对夫妇的基因型。(短指由基因 B 决定,白化病由基因 a 决定)

5. 在一医院里,同日生下 4 个孩子,其血型分别是 AB、A、B 和 O,这 4 个孩子的双亲

血型分别是 AB 与 O,O 与 O,A 与 B,B 与 B,请判断这 4 个孩子的父母。

6. 说出下列各种遗传病的遗传方式。

（1）短指　　　　　（2）肝豆状核变性　　　　（3）进行性假肥大性肌营养不良

（4）白化病　　　　　（5）多指　　　　　（6）家族性多发性结肠息肉病

（7）苯丙酮尿症　　　　　（8）高度近视　　　　　（9）抗维生素 D 性佝偻病

（10）红绿色盲　　　　　（11）遗传性肾炎　　　　　（12）软骨发育不全症

（13）血友病 A　　　　　（14）齿质形成不全症　　　　　（15）慢性进行性舞蹈病

（16）外耳道多毛症

（刘　　静）

扫码看答案

第七章
多基因遗传与多基因病

学习目标

说出：质量性状、数量性状、易感性、易患性、发病阈值、遗传度等概念。

说出：多基因遗传（病）的概念和特点；常见多基因病。

知道：多基因病的再发风险估计；常见多基因病的研究进展。

人类某些性状或遗传病的遗传基础不是一对等位基因，而是多对等位基因，同时也受到环境因素的影响，这种由多对基因控制，同时受环境因素影响的遗传方式称作多基因遗传，也称作多因子遗传。由这种遗传方式导致的遗传病称为多基因遗传病（polygenic disease），简称多基因病。控制多基因遗传的每对基因对性状和疾病的影响作用微小，所以又称微效基因。但是多对微效基因累加起来可以形成明显的表型效应，称作累加效应。

第一节　多基因遗传

一、质量性状与数量性状

生物的遗传性状可以分为两类：质量性状（qualitative character）和数量性状（quantitative character）。

质量性状是指群体中变异的分布是不连续的，非此即彼，各亚群之间具有质的差异。质量性状遗传基础为一对等位基因，因此质量性状又称单基因遗传性状。常见人类性状中，如眼睑的双与单、头发的直与卷等正常遗传性状和多指（趾）、白化病、遗传性肾炎、红绿色盲等遗传病都是质量性状。

质量性状一般分为 2～3 个亚群，如果是完全显性遗传性状，则总群体被分为 2 个亚群；如果是不完全显性遗传性状，则总群体被分为 3 个亚群。

数量性状是指群体中变异的分布是连续的，有一系列的中间过渡类型，各亚群之间具有量的差异。数量性状的遗传基础是多对基因，因此数量性状又称多基因遗传性状。常见人类性状中,如身高、体重、智力、肤色、寿命等正常遗传性状和某些先天畸形、高血压、糖尿病、精神分裂症、哮喘、冠心病、躁狂抑郁症等遗传病都是数量性状。

在随机取样的人类群体中,测量身高并对其数值进行大小排列,相同的测量值分组归类,以人数为纵坐标,以身高数值为横坐标,制作分布曲线,可看到一个峰值(平均值),变异呈正态分布(图 7-1)。说明人的身高是由矮到高逐渐过渡的,极端变异(很矮和很高)的人仅占少数,大部分人的身高接近平均值,即中等身高。

二、多基因假说

1909 年,瑞典遗传学家 Nilsson Ehle,以小麦为实验材料,对种皮的颜色进行了大量的研究,提出了多基因假说,对数量性状的遗传机制进行了解释,该观点一直沿用至今。具体内容:①数量性状的遗传基础也是基因,但不是一对基因,而是两对或两对以上的基因;②每对等位基因之间没有显性和隐性的区别,呈共显性;③微效基因具有累加效应,即多对微效基因的作用累加起来可形成明显的表型效应,决定一个个体的表现型;④每对等位基因依旧遵循分离定律和自由组合定

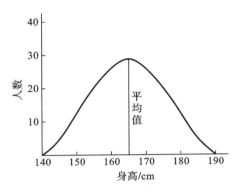

图 7-1　人的身高变异分布图解

律;⑤数量性状除受到遗传因素影响外,还受到环境因素的影响。

三、多基因遗传的特点

数量性状由多对微效基因和环境因素共同控制,其遗传机制较为复杂。现以人的身高为例来阐明数量性状的遗传机制。决定身高的具体基因数目尚未有定论,但由两对以上的基因共同决定。

假设人的身高由 3 对微效基因控制,分别是 AA′、BB′、CC′。其中,A、B、C 暂定为增高基因,可使身高在平均身高的基础上增加 5 cm;而 A′、B′、C′暂定为减高基因,可使身高在平均身高的基础上减少 5 cm。两极端变异个体的基因型分别是 AABBCC 和 A′A′B′B′C′C′。人的平均身高为 165 cm,经计算可知基因型是 AABBCC 的个体身高为 195 cm,基因型是 A′A′B′B′C′C′的个体身高是 135 cm。在此,且不考虑环境因素的影响。假如亲代是一个身高极高的个体(AABBCC)和一个身高极矮的个体(A′A′B′B′C′C′)婚配,子一代个体从遗传理论上都应该是平均身高(AA′BB′CC′)。假如子一代各个体之间进行婚配,由于基因的分离和自由组合,子二代个体中大部分仍是平均身高(AA′BB′CC′),但会出现一些极端类型的个体,即和亲代相同的极高个体(AABBCC)和极矮个体(A′A′B′B′C′C′)。

当然,决定身高及其他数量性状的基因远不止 3 对,全基因组关联研究表明影响人的身高的基因位点在 100 个以上,同时还受到环境因素的影响,如运动、营养、空气等。英国统计学家弗朗西斯·高尔顿(Francis Galton)在研究祖先与后代身高之间的关系时发现,身材较高的父母,他们的孩子也较高,但这些孩子的平均身高并没有他们的父母的平均身

高高;身材较矮的父母,他们的孩子也较矮,但这些孩子的平均身高却比他们的父母的平均身高高。高尔顿把数量性状在遗传过程中,子代将向人群的平均值靠拢的现象称为回归现象,即高尔顿定律。回归定律对理解多基因病遗传特点有着重要的指导意义。

通过对人类身高这一数量性状的遗传分析,可以归纳出多基因遗传的特点:①两个极端变异类型(纯合)杂交,子代大部分为中间类型,但由于环境因素的影响,可出现一定的变异个体。②两个中间类型的子一代个体杂交,子二代大部分为中间类型,但由于环境因素的影响,其变异类型要比子一代广泛,可出现极端类型的个体。除了环境因素的影响外,基因的分离和自由组合对变异的产生具有非常重要的作用。③在随机杂交的群体中,变异范围更加广泛且变异呈连续性分布,但大多数个体接近中间类型,极端变异的个体很少。④超亲遗传(transgressive inheritance)现象,超亲遗传是指当亲代不是极端变异类型时,其子代可分离出高于高亲值或低于低亲值的类型的现象。这种现象的出现不仅与基因分离和自由组合对性状的表现的作用有关,还存在环境因素的影响。

第二节　多基因病

多基因病是由两对以上致病基因的累加效应所导致的遗传病,其遗传效应较多地受环境因素的影响,有家族聚集现象,同时又有性别差异和种族差异,发病率为 $0.1\% \sim 1\%$。常见的多基因病有两类:一类是先天多发畸形,如唇腭裂、脊柱裂、无脑儿、先天幽门狭窄等;另一类是常见病和慢性病,如冠心病、糖尿病、原发性高血压、哮喘、精神分裂症。这些病的系谱分析不符合一般的常染色体显性、隐性或性连锁遗传方式,即同胞中的患病率远低于 1/2 或者 1/4,只有 $1\% \sim 10\%$。因此多基因病是一类发病率较高、病情较复杂的疾病,在研究其病因、发病机制、再发风险时,既要考虑遗传因素,也要考虑环境因素。

一、多基因病有关概念

1. 易感性　在多基因病中,若干微效致病基因的累加作用,是带有致病基因的个体患病的遗传基础。这种由多基因遗传基础决定的患某病的风险称作易感性(susceptibility)。易感性仅指个体的遗传基础;在一定的环境条件下,易感性高低可代表易患性的高低。

2. 易患性　在多基因病的发病中,遗传因素和环境因素共同起作用,其中一个个体在遗传因素和环境因素共同作用下患病的可能性称为易患性(liability)。易患性是多基因遗传中使用的一个特定概念,易患性高,患病的可能性就大;易患性低,患病的可能性就小。群体中,易患性的分布与多基因遗传性状一样呈正态分布,即易患性很高和很低的个体都很少,大部分个体都接近平均值。

3. 发病阈值　当一个个体的易患性高到一定限度就可能发病。这种由易患性所导致的发病最低限度称作发病阈值。这样,连续分布的易患性变异群体可被发病阈值划分为两部分:一部分是正常群体;另一部分是患病群体(图 7-2)。因此,阈值部位就是连续变异的数量性状的关键点,低于阈值的为正常群体,等于或高于阈值的为患病群体。阈值标志着在一定环境条件下,发病所必需的、最低的致病基因数量。

一个个体的易患性高低无法准确测量,但可根据家庭成员的发病情况做出大致的估计。例如,一对夫妇一旦生育了一个有先天缺陷或患有某种多基因病的孩子,表明该夫妇携带着一定数量的致病基因,同时环境因素也有影响,才导致患儿的出现。可预测的是,如果这对夫妇再生育,第二个孩子患病的可能性明显高于一般群体。当第二个孩子又是患儿时,表明这对夫妇携带着更多的致病基因。因此,如果他们再生育,第三个孩子患病的风险会更高。这说明易患性很高。

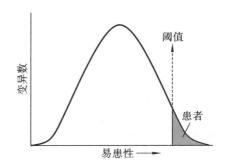

图 7-2 群体易患性变异与阈值图解

因此,可从群体发病率的高低计算出阈值与平均值之间的距离,估计群体易患性的高低(图 7-3、表 7-1)。

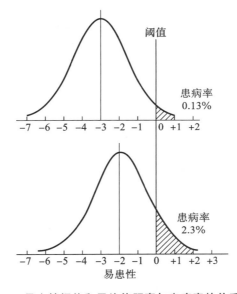

7-3 易患性阈值和平均值距离与患病率的关系图解

表 7-1 易患性阈值和平均值距离与发病率之间的关系

易患性阈值和平均值距离	平均值	群体发病率
近	高	高
远	低	低

4. 遗传度 多基因病是遗传因素和环境因素共同作用的结果。多基因病中遗传因素所起作用的大小称为遗传度(率)(heritability)。遗传度(率)是指在多基因病的形成过程中,遗传因素的贡献大小,一般用百分率(%)来表示。

$$遗传度 = \frac{遗传因素}{遗传因素 + 环境因素} \times 100\%$$

在多基因病中,某些疾病的遗传度较高,可达 70%～80%,这表明其遗传因素在决定易患性变异和发病上起着重要作用,而环境因素的作用较小;在遗传度低的疾病中,遗传度可为30%～40%,这表明环境因素在决定易患性变异和发病上有重要作用,而遗传因素的作用不明显。因此,多基因病的遗传度越高,遗传因素的作用就越大;遗传度越低,则环境因素的作用就越大。常见多基因病的群体发病率和遗传度的关系见表7-2。

表7-2　常见多基因病的群体患病率、先证者一级亲属患病率和遗传度

疾病	群体患病率/(%)	一级亲属患病率/(%)	男:女	遗传度/(%)
原发性高血压	4～8	20～30	1	62
消化性溃疡	4	8	1	37
哮喘	4	20	0.8	80
冠心病	2.5	7	1.5	65
精神分裂症	1	10	1	80
先天性心脏病(各型)	0.5	2.8	—	35
原发性癫痫	0.36	3.9	0.8	55
脊柱裂	0.3	4	0.8	60
无脑儿	0.2	2	0.4	60
糖尿病(早发型)	0.2	2～5	1	75
唇裂±腭裂	0.17	4	1.6	76
先天畸形足	0.1	3	2	68
先天性髋关节脱位	0.07	4	0.2	70
原发性肝癌	0.05	5.45	3.5	52
先天性幽门狭窄	0.3	男先证者2,女先证者10	5	75
强直性脊椎炎	0.2	男先证者7,女先证者2	0.2	70
先天性巨结肠	0.02	男先证者2,女先证者10	5	75

遗传度表示符号是h^2,计算多基因病遗传度的高低在临床实践中有着重要意义。估算遗传度的方法有两种,即Falconer公式和Holzinger公式。

二、多基因病特点

多基因病是由遗传因素和环境因素共同作用的结果,其致病基因在家系中没有单基因病那么明显的传递特征,但是符合数量性状的遗传,共同的特点有:

(1)发病率均高于0.1%。

(2)发病具有家族聚集倾向,但无明显的遗传方式,系谱表明多基因遗传不符合单基因遗传的所有方式,患者同胞的发病率远远低于1/2或者1/4,只有1%～10%。

(3)随着亲属级别的降低,患者亲属发病风险迅速下降,疾病群体发病率愈低,这个特

征愈明显,即一级亲属的发病率高于二级亲属,二级亲属的发病率高于三级亲属,以此类推(表 7-3)。

表 7-3　某些多基因病患者不同级别亲属的发病风险

疾病	群体发病率	发病风险			
		一卵双生	一级亲属	二级亲属	三级亲属
唇裂±腭裂	0.001	×400	×40	×7	×3
马蹄内翻足	0.001	×300	×25	×5	×2
先天性幽门狭窄(男)	0.005	×80	×10	×5	×1.5

(4)发病率有国家差异,这表明不同国家基因库不同(表 7-4)。

表 7-4　多基因病发病率的种族差异

疾病	群体发病率/(%)		
	中国人	美国人	日本人
无脑儿	0.50	0.20	0.60
脊柱裂	0.30	0.25	0.30
先天性马蹄内翻足	0.08	0.15	0.11

(5)病情越重,再发风险越大,表明遗传因素的贡献越大。

(6)近亲婚配时,子女患病风险增高,但不如单基因遗传病中的常染色体隐性遗传病那么显著,表明多基因病的发生可能与微效基因的累加效应有关。

三、多基因病发病风险的估计

多基因病的发病机制比较复杂,难以像单基因病那样精确估算其发病风险。在估计多基因病的发病风险时,应注意下列几个问题。

(一)患病率与亲属级别有关

某些多基因病的发病有明显的家族聚集倾向,患者亲属患病率高于群体患病率,并且随着与患者亲缘关系级别的变远,患病率递减。这与高尔顿提出的数量性状在亲属中存在回归现象一致。

(二)患者亲属再发风险与亲属中受累人数有关

在多基因病中,一个家庭中患病人数愈多,则亲属再发风险愈高。例如,一对表型正常的夫妇,第一胎生出了一个唇裂患儿以后,再次生育时胎儿患唇裂的风险为 4%;假如他们又生出了第二个患儿,第三胎生育唇裂患儿风险则上升到 10%。这说明这一对夫妇带有更多的能导致唇裂的致病基因,该夫妇虽然没有发病,但他们的易患性更接近发病阈值,因此造成一级亲属再发风险增高(表 7-5),这可能是微效基因的累加效应所致。

表 7-5　多基因病再发风险率　　　　　　　　　　　　　　单位:%

| 群体患病率/(%) | 遗传度/(%) | 双亲患者数 0 | | | 1 | | | 2 | | |
| | | 同胞患者数 | | | 同胞患者数 | | | 同胞患者数 | | |
		0	1	2	0	1	2	0	1	2
1	100	1	7	14	11	24	34	63	65	67
	80	1	8	14	8	18	28	41	47	52
	50	1	4	8	4	9	15	15	21	26
0.1	100	0.1	4	11	5	16	26	62	63	64
	80	0.1	3	10	4	14	23	60	61	62
	50	0.1	1	3	1	3	9	7	11	15

(三)患者亲属再发风险与患者畸形或疾病严重程度有关

多基因病发病的遗传基础是微效基因,存在累加效应,因此多基因病患者病情愈重,说明其易患性远远超过发病阈值而带有更多的易感基因,与病情较轻的患者相比,其父母带有的易感基因也多,易患性更接近阈值。再次生育时后代再发风险也相应增高。例如,单侧唇裂的患者,其同胞的再发风险为 2.46%;若单侧唇裂合并腭裂的患者,其同胞的再发风险为 4.21%;而双侧唇裂合并腭裂的患者,其同胞的再发风险高达 5.74%。这一点与单基因遗传病不同,在单基因遗传病中,不论病情的轻重如何,一般不影响其再发风险,仍为 1/2 或者 1/4。

(四)群体患病率存在性别差异时,亲属再发风险与性别有关

当某种多基因病的群体发病率在不同性别之间存在明显差异时,表明不同性别的发病阈值是不同的。群体中患病率低的即阈值高的性别的先证者,其亲属再发风险相对增高;群体中患病率高的即阈值低的性别的先证者,其亲属再发风险相对较低。例如,人群中先天性幽门狭窄的男性发病率和女性发病率分别为 0.5%、0.1%,男性患病率是女性患病率的 5 倍,女性阈值高于男性。男性先证者的后代中儿子和女儿的患病率分别为 5.5%、2.4%;而女性先证者的后代中儿子和女儿的患病率分别为 19.4%、7.3%。

综上所述,在估计多基因病再发风险时,必须全面考虑上述各种情况,进行综合分析判断,才能得出切合实际的比较可靠的结论,从而有效地指导实践工作。

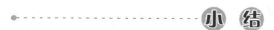

小 结

人类大多数的正常性状和疾病是由遗传因素和环境因素共同决定的,且就遗传而言,绝大多数的正常性状和常见疾病由多个基因引起。控制多基因遗传的每对基因对性状和疾病的影响作用微小,所以又称微效基因。但是多对微效基因累加起来可以形成明显的表型效应,称为累加效应。

质量性状又称单基因遗传性状,其遗传基础为一对等位基因,群体中变异的分布是不连续的,非此即彼,各亚群之间具有质的差异。数量性状又称多基因遗传性状,其遗传基础为多对微效基因,群体中变异的分布是连续的,有一系列的中间过渡类型,各

亚群之间具有量的差异。

多基因遗传的特点：①两个极端变异类型(纯合)杂交,子一代大部分为中间类型,但由于环境因素的影响,可出现一定的变异个体。②两个中间类型的子一代个体杂交,子二代大部分为中间类型,但由于环境因素的影响,其变异类型要比子一代广泛,可出现极端类型的个体。除了环境因素的影响外,基因的分离和自由组合对变异的产生具有非常重要的作用。③在随机杂交的群体中,变异范围更加广泛且变异呈连续性分布,但大多数个体接近中间类型,极端变异的个体很少。④超亲遗传现象。

在多基因病的发病中,遗传因素和环境因素共同作用于某个体而使其患病的可能性称为易患性。由多基因遗传基础决定的患某病的风险称为易感性。当一个个体的易患性高到一定限度就可能发病。这种由易患性所导致的多基因病发病最低限度称为发病阈值。遗传度(率)是指在多基因病的形成过程中,遗传因素的贡献大小,一般用百分率(％)来表示。

多基因病是由遗传因素和环境因素共同作用的结果,其致病基因在家系中没有单基因病那么明显的传递特征,但是符合数量性状的遗传,共同的特点有:发病率均高于0.1％;发病具有家族聚集倾向,但无明显的遗传方式;随着亲属级别的降低,患者亲属发病风险迅速下降,疾病群体发病率愈低,这个特征愈明显;发病率有国家差异;病情越重,再发风险越大;近亲婚配时,子女患病风险增高,但不如单基因遗传病中的常染色体隐性遗传病那么显著。

多基因病发病再发风险估计应注意的问题:患病率与亲属级别有关;患者亲属再发风险与亲属中受累人数有关;患者亲属再发风险与患者畸形或疾病严重程度有关;群体患病率存在性别差异时,亲属再发风险与性别有关。

能力检测

一、名词解释

多基因遗传　多基因遗传病　超亲遗传　易感性　易患性　发病阈值　遗传度

二、填空题

1. 多基因遗传性状或疾病的发生受_____和_____双重影响。

2. 生物的遗传性状分_____和_____两大类。

3. 质量性状由_____对等位基因决定,数量性状由_____对等位基因决定。

4. 控制多基因病的等位基因之间是_____,这些基因对该遗传性状形成的作用微小,称为_____,但其作用累加起来可形成某一明显的表型,称为_____。

三、选择题

1. 质量性状的遗传基础是(　　　)。

A.一对基因　　　　　　　　　　　　　B.一对染色体上的多个基因

C.多对染色体上的主基因　　　　　　　D.两对以上的微效基因

E.两对以上的主基因

2. 决定多基因遗传性状或者疾病的基因是(　　　)。

A.显性基因　　　　　　　　B.隐性基因　　　　　　　　C.微效基因

D. 主基因　　　　　　　　　　　　E. 复等位基因

　　3. 环境因素起主要作用的疾病是（　　　）。

    A. 多指　　　　　　　　　　　B. 苯丙酮尿症　　　　　　　　　　C. 红绿色盲

    D. 白化病　　　　　　　　　　E. 精神分裂症

　　4. 遗传因素在多基因病发生中的贡献大小称为（　　　）。

    A. 易感性　　　　　　　　　　B. 易患性　　　　　　　　　　C. 发病阈值

    D. 遗传度　　　　　　　　　　E. 遗传背景

　　5. 多基因遗传病中患者同胞的发病率一般是（　　　）。

    A. 1/2　　　　　B. 1/4　　　　　C. 1/1 000　　　　D. 1%～10%　　　　E. 0.1%～1%

　　6. 与多基因遗传病发病风险估计无关的因素是（　　　）。

    A. 孕妇年龄　　　　　　　　　B. 亲属级别　　　　　　　　　　C. 受累人数

    D. 性别　　　　　　　　　　　E. 病情严重程度

　　7. 属于数量性状的是（　　　）。

    A. 身高　　　　　B. 体重　　　　　C. 肤色　　　　　D. 智力　　　　　E. 血压

　　8. 多基因遗传病的特点是（　　　）。

    A. 发病具有家族聚集倾向

    B. 随着亲属级别的降低，患者亲属发病风险迅速下降

    C. 发病率有种族（或民族）差异

    D. 病情越重，再发风险越大

    E. 近亲婚配时，子女患病风险增高

四、简答题

1. 简述多基因遗传的特点。

2. 简述多基因遗传病的特点。

3. 简述多基因假说的内容。

4. 简述多基因遗传病发病风险估计时需注意的问题。

（杜晓敏）

扫码看答案

第八章
分子病与遗传性酶病

 学习目标

说出：分子病、血红蛋白病、遗传性酶病等的概念。

说出：血红蛋白病分子机制；镰状细胞贫血分子机制；遗传性酶病发病机制。

知道：血友病、白化病、半乳糖血症等发病机制。

人类 DNA 分子上的遗传信息首先转录到 mRNA 分子上，然后根据 mRNA 上的遗传密码翻译成特定的蛋白质（或酶），最后通过蛋白质（或酶）的功能活动表现为特定的性状。如果 DNA 的碱基序列或数目发生改变，造成基因突变，经转录、翻译形成的蛋白质（或酶）会发生相应的改变。若是轻微而无害的改变，会造成正常人体生理、生化特征的遗传差异，在群体中表现为蛋白质（或酶）的多态现象。严重的异常可引起一系列病理变化，表现为分子病或遗传性酶病。

第一节　分　子　病

分子病（molecular disease）是指基因突变导致蛋白质分子结构或数量的异常，从而引起机体功能障碍的一类疾病。主要有血红蛋白病、血浆蛋白病、受体病、膜转运蛋白病、结构蛋白缺陷病、免疫球蛋白缺陷病等。

一、血红蛋白病

血红蛋白病（hemoglobinopathy）是指基因突变引起珠蛋白分子结构或合成量的异常导致的疾病。它是人类研究得最深入、最透彻的分子病，是运输性蛋白病的代表。据估计，全世界约有 1.5 亿人携带血红蛋白病基因。我国人群发病率为 0.24%～0.33%，南方人发病率较高。

案例 8-1

张医生在遗传门诊值班，来了一名妇女咨询。她和丈夫表现型正常，他们的双亲也都正常，最近她的独生子被确诊为镰状细胞贫血，前来咨询以下问题：

1. 本病是遗传病吗，有什么遗传规律？

2. 再生第二胎，再患此病的可能性多大？

3. 该病的发病原因是什么？能治疗吗？

（一）正常血红蛋白及其遗传机制

1. 人类血红蛋白的组成 血红蛋白（Hb）是由红细胞中的珠蛋白和血红素组成，是血液中运输氧气和二氧化碳的载体蛋白。每个血红蛋白分子是由二对亚基构成的球形四聚体（图 8-1）。在人类个体发育的不同阶段，血红蛋白组成类型不同（表 8-1）。

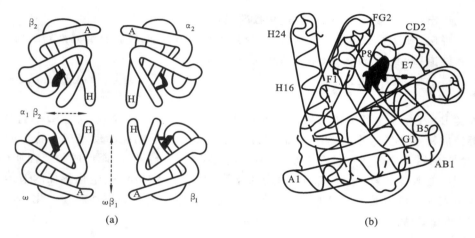

图 8-1 血红蛋白结构图解

（a）血红蛋白四聚体；（b）珠蛋白三维空间结构

表 8-1 正常人体不同阶段血红蛋白的类型和组成

发育阶段	血红蛋白类型	分子组成
胚胎	Hb Gower1	$\zeta_2\epsilon_2$
	Hb Gower2	$\alpha_2\epsilon_2$
	Hb Portland	$\zeta_2{}^G\gamma_2$、$\zeta_2{}^A\gamma_2$
胎儿（8 周至出生）	HbF	$\alpha_2{}^G\gamma_2$、$\alpha_2{}^A\gamma_2$
成人	Hb A（97%）	$\alpha_2\beta_2$
	Hb A$_2$（2%）	$\alpha_2\delta_2$

2. 人类珠蛋白基因 人类珠蛋白基因分为 α 珠蛋白基因簇和 β 珠蛋白基因簇两类。人类 α 珠蛋白有 α 链和 ζ 链两种，长度为 141 个氨基酸，人类 β 珠蛋白有 ε 链、β 链、$^G\gamma$ 链、$^A\gamma$ 链、δ 链五种，长度为 146 个氨基酸。在个体发育不同阶段，人类 α 和 β 链的组合，构成

了人类常见的 6 类血红蛋白(表 8-1)。

人类 α 珠蛋白基因簇定位于 16p13,按 $5' \rightarrow 3'$ 方向排列顺序为 $5'\zeta-\psi\zeta-\psi\alpha-\alpha_2-\alpha_1 \ 3'$(图 8-2)。每条 16 号染色体上有两个 α 珠蛋白基因;人类 β 珠蛋白基因簇分布于 11p15,按 $5' \rightarrow 3'$ 方向排列顺序为 $5'\epsilon-^G\gamma-^A\gamma-\psi\beta-\delta-\beta3'$(图 8-2)。每条 11 号染色体上只有一个 β 珠蛋白基因。α 珠蛋白基因簇和 β 珠蛋白基因簇的排列顺序与发育过程中表达顺序相一致,即发育早期是 $5'$ 端基因表达,成人期主要为 $3'$ 端基因表达。α 珠蛋白基因与 β 珠蛋白基因的结构相似,都含有 3 个外显子和 2 个内含子(图 8-2)。

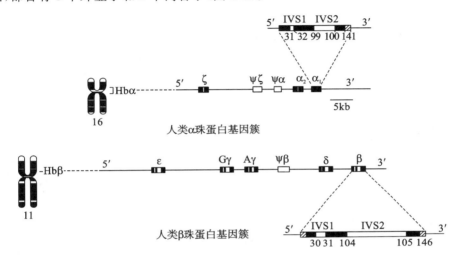

图 8-2 人类珠蛋白基因簇及珠蛋白基因的结构

3. 珠蛋白基因突变的主要类型

(1)错义突变:如 Hb S、Hb C 等。目前发现的异常血红蛋白中,以本类型最多见,约占 90%。

(2)无义突变:如 Hb McKees Rocks 的 β 珠蛋白基因第 145 位酪氨酸密码子 TAT 变成终止密码子 TAA,对应的 mRNA 由 UAU 变为 UAA,使 β 链提前结束,仅含 144 个氨基酸。

(3)终止密码突变:如 Hb Constant Spring 的 α 珠蛋白基因第 142 位终止密码子 TAA 变成为谷氨酰胺密码子 CAA,对应的 mRNA 由 UAA 变为 CAA,直至第 173 位才出现终止密码子,使 α 链延长为 172 个氨基酸,比正常 α 链多 31 个氨基酸。

(4)移码突变:如 Hb Wayne 的 α 珠蛋白基因第 138 位丝氨酸密码子 TCC 丢失一个 C,其后的遗传密码依次位移,重新组合及编码,原来 142 位终止密码子变为赖氨酸密码子,直到第 147 位才出现终止密码子,使 α 链延长为 146 个氨基酸,比正常 α 链多 5 个氨基酸。

(5)整码突变:如 Hb Gun Hill β 链第 91~95 位的 5 个氨基酸缺失;而 Hb Grady α 链第 118 与 119 位间嵌入 3 个氨基酸(苏-谷-苯丙氨酸)。

(6)融合基因:如 δ 链和 β 链基因错误联合,产生不等交换,形成融合基因 δβ 和 βδ。

(二)血红蛋白病的分类

血红蛋白病可分为两大类。一类是由于珠蛋白结构异常引起的异常血红蛋白病;另一类是由于珠蛋白链数量异常导致的珠蛋白生成障碍性贫血。

1. 异常血红蛋白病　异常血红蛋白病是由于珠蛋白基因突变引起珠蛋白肽链结构异常所致的血红蛋白分子病。珠蛋白肽链结构异常可能发生在类 α 链，也可能发生在类 β 链。镰状细胞贫血和血红蛋白 M 病（Hb M）属于此类疾病。下面主要介绍镰状细胞贫血。

镰状细胞贫血（sickle cell anaemia）是由于 β 珠蛋白基因缺陷引起的一种疾病，呈常染色体隐性遗传。患者 β 珠蛋白基因的第六位密码子由正常 GAG 突变为 GTG，对应的 mRNA 由 GAG 变为 GUG，编码的 β 珠蛋白第六位氨基酸由正常的谷氨酸变成了缬氨酸，形成 Hb S。

Hb S 杂合体（Hb A/Hb S）既含正常的血红蛋白 Hb A，也含镰状细胞血红蛋白 Hb S，一般无临床症状，但在严重缺氧时（如在高海拔地区），红细胞就会部分镰变呈现镰状细胞特征。Hb S 纯合体（Hb S/Hb S）不能合成正常的 β 链，血红蛋白只有 Hb S，表现为镰状细胞贫血。

 案例 8-1 分析

根据以上知识的学习我们已经知道该病的遗传方式及发病机制，也可以推知这对夫妇再生第二胎患该病的概率为 1/4，目前对该病的治疗主要是采取输血的方式以减轻症状。

2. 珠蛋白生成障碍性贫血　珠蛋白生成障碍性贫血是某种珠蛋白基因缺失或缺陷，导致相应的珠蛋白链合成障碍，造成类 α 链和类 β 链合成失去平衡而导致的溶血性贫血，也称为地中海贫血。珠蛋白生成障碍性贫血主要分为 α 珠蛋白生成障碍性贫血和 β 珠蛋白生成障碍性贫血两大类。

（1）α 珠蛋白生成障碍性贫血：是由于 α 珠蛋白基因的缺失或缺陷使 α 珠蛋白链的合成受到抑制而引起的溶血性贫血。正常二倍体细胞中有 4 个 α 基因。α^A、α^+、α^0 分别表示一条 16 号染色体上有 2 个 α 基因、缺失 1 个 α 基因、缺失 2 个 α 基因。缺失的 α 基因数目越多，病情越重。常见的有四种类型（表 8-2）。

表 8-2　常见的 α 珠蛋白生成障碍性贫血

临床类型	基 因 型	基 因 产 物	临床症状
静止型	α^+/α^A	能合成足量的 α 链	无溶血等临床症状
轻型（标准型）	α^0/α^A、α^+/α^+	能合成相当量 α 链	轻度溶血性贫血
Hb H 病	α^+/α^0	只能合成少量 α 链	中度溶血性贫血
Hb Bart's 胎儿水肿综合征	α^0/α^0	完全不能合成 α 链	胎儿缺氧，水肿致死

α 珠蛋白生成障碍性贫血分为缺失型和非缺失型。缺失型 α 珠蛋白生成障碍性贫血就是由于基因缺失造成的，非缺失型 α 珠蛋白生成障碍性贫血是由于基因突变造成的。α 珠蛋白生成障碍性贫血大都属于缺失型，非缺失型少见。

（2）β 珠蛋白生成障碍性贫血：是由于 β 珠蛋白基因的缺失或缺陷使 β 珠蛋白链的合成受到抑制而引起的溶血性贫血。β^A、β^+、β^0 分别表示 11 号染色体 β 基因正常、β 基因异常

（能部分合成 β 链）、β 基因缺失或失活（完全不能合成 β 链）。根据临床表现的不同,β 珠蛋白生成障碍性贫血主要分为以下类型（表 8-3）。

表 8-3　常见的 β 珠蛋白生成障碍性贫血

临床类型	基 因 型	基因产物	临床表现
重型 β 地中海贫血	β^0/β^0、β^0/β^+、β^+/β^+	几乎不能合成 β 链,γ 链合成相对增加,Hb F 代偿增多	严重贫血、肝脾肿大和 β 地中海贫血面容,需输血
轻型 β 地中海贫血	β^+/β^A、β^0/β^A	合成相当量的 β 链	症状较轻,轻度贫血
遗传性胎儿血红蛋白持续增多症	缺失或突变	δ 链和 β 链合成减少,γ 链合成异常增加,Hb F 持续增多并保持较高水平	无明显症状

迄今已发现 100 多种 β 珠蛋白基因变异型,其中 10 多种为缺失型,其余均为点突变。

二、血友病

血友病（hemophilia）是一组因凝血因子遗传性缺乏而引起的出血性疾病,表现为遗传性凝血障碍,主要分 A、B、C 三型,以 A 型最为常见。

血友病 A 又称甲型血友病,是由抗血友病球蛋白（Ⅷ AHG）基因突变引起血浆中凝血因子Ⅷ（FⅧ）缺乏导致的出血性疾病。主要表现为反复自发性或轻微创伤之后出血不止和出血引起的压迫症状及并发症。本病遗传方式为 X 连锁隐性遗传,Ⅷ AHG 基因定位于 Xq28,长约 186 kb,由 26 个外显子及 25 个内含子组成,编码 2351 个氨基酸。

血友病 B 又称乙型血友病,是第Ⅸ因子,即血浆凝血激酶（PTC）缺乏所引起的出血性疾病。此型临床表现与血友病 A 基本相同,但发病率较低,遗传方式为 X 连锁隐性遗传。人类第Ⅸ因子基因定位于 Xq27.1,长约 35 kb,由 8 个外显子和 7 个内含子组成,编码 415 个氨基酸。

血友病 C 又称丙型血友病,是第Ⅺ因子,即血浆凝血激酶前质（PTA）缺乏所引起的出血性疾病。此型症状较 A、B 型血友病轻。遗传方式为常染色体隐性遗传。第Ⅺ因子基因定位于 4q35.2,基因长度为 23 kb,由 15 个外显子和 14 个内含子组成,编码 625 个氨基酸。

第二节　遗传性酶病

遗传性酶病（hereditary enzymopathy）是指由基因突变造成酶蛋白缺失或酶活性异常所引起的遗传性代谢紊乱,也称为先天性代谢缺陷。遗传性酶病和分子病的本质一样,都是由蛋白质结构或数量异常造成的。至今已经发现的遗传性酶病有 2000 多种。遗传性酶病大多为常染色体隐性遗传疾病,常染色体显性遗传和 X 连锁隐性遗传方式较少。

一、遗传性酶病的发病机制

酶也是蛋白质,是受基因控制的,如果控制某一种酶合成的基因发生突变,或者控制其结构基因的调控序列发生突变,就会引起酶在质或量上发生改变,其催化作用必然会随之发生改变,从而间接导致代谢紊乱,引起机体代谢障碍。

如图 8-3 所示,假如 A 物质在人体内的正常代谢途径是经过 B、C 两个中间代谢步骤,最终形成产物 D。这三个代谢步骤都需要特定的酶催化才能顺利进行,而这三种酶又是在相应的基因 AB、BC 和 CD 的控制下合成的。

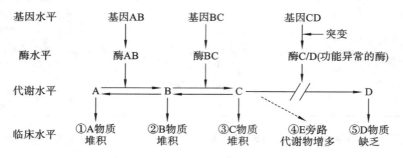

图 8-3　基因、酶和代谢过程的关系图解

如果基因 CD 发生突变,则经转录和翻译形成酶 CD 变为异常的 C/D,这时 A→B 及 B→C 两个步骤可以正常进行,而 C→D 这步反应因酶的缺陷不能顺利进行或完全停止,结果导致正常产物 D 的缺乏,代谢中间产物 B、C 的增多,代谢底物 A 的堆积及代谢途径转向等,此外,还可使代谢的反馈调节发生紊乱。这样就会引起相应的异常临床表现。这就是基因突变引起遗传性酶病的发病机制。

二、常见遗传性酶病

(一) 苯丙酮尿症

苯丙酮尿症(phenylketonuria,PKU)是一种以智力障碍为主要特征的遗传性酶病,呈常染色体隐性遗传。苯丙酮尿症分为典型和非典型。

典型苯丙酮尿症是由于苯丙氨酸羟化酶(PAH)遗传性缺乏所致,我国的发病率为 1/16 500。正常情况下,来自食物中的苯丙氨酸经苯丙氨酸羟化酶催化可形成酪氨酸(图 8-4)。苯丙氨酸羟化酶缺乏使苯丙氨酸不能转化为酪氨酸,致使苯丙氨酸在体内积累,并经旁路代谢产生大量苯丙酮酸及其衍生物苯乳酸、苯乙酸等。这些物质随尿液和汗液排出,使患儿的毛发、皮肤和尿液均有特殊的腐臭味。由于正常产物酪氨酸是黑色素前体,所以酪氨酸不足加之旁路产物可以抑制酪氨酸脱羧酶活性,所以患儿的黑色素合成减少,故患者呈白化现象。旁路代谢产物可抑制脑组织内 L-谷氨酸脱羧酶活性,使谷氨酸脱羧基生成 γ-氨基丁酸减少;同时旁路代谢产物还可抑制 5-羟色胺脱羧酶活性,使 5-羟色胺生成减少,γ-氨基丁酸和 5-羟色胺的缺乏会导致脑发育障碍,引起智力低下。PAH 基因定位于 12q23.2,全长约 90 kb,含 13 个外显子和 12 个内含子,已发现 PAH 基因的许多种点突变类型和一些缺失类型。目前临床上常在婴儿出生后立即进行 PKU 的筛查,一经确诊,立即停乳并喂以低苯丙氨酸饮食,禁荤食、乳类、豆类和豆制品,患儿则不会出现智力障碍。

非典型苯丙酮尿症是由于 PAH 辅酶四氢生物蝶呤(BH₄)缺乏,导致血苯丙氨酸增高,有进行性神经系统症状。BH₄ 还参与酪氨酸、色氨酸羟化反应和儿茶酚胺、5-羟色胺等生

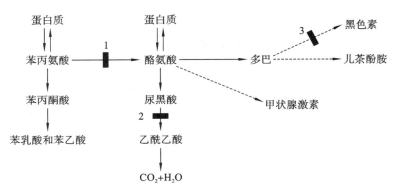

图 8-4 苯丙氨酸及酪氨酸代谢图解

1— 苯丙氨酸羟化酶缺乏导致苯丙酮尿症;2—尿黑酸氧化酶缺乏导致尿黑酸尿症;3—酪氨酸酶缺乏导致白化病

物合成,故该型患者症状更重。

(二) 白化病

白化病(albinism)是一种较为常见的皮肤及其附属器官黑色素缺乏所引起的疾病。临床上分为两型:完全不能合成黑色素的Ⅰ型白化病;能部分合成黑色素的Ⅱ型白化病。Ⅰ型白化病,最为常见。

正常情况下,人体黑素细胞中的酪氨酸在酪氨酸酶催化下,经一系列反应,最终生成黑色素。Ⅰ型白化病患者体内酪氨酸酶基因缺陷,导致酪氨酸酶缺乏,使酪氨酸不能转变为黑色素前体,进而影响代谢终产物黑色素生成而呈白化(图 8-4)。本病发病率为 $1/12\ 000\sim1/10\ 000$,呈常染色体隐性遗传。酪氨酸酶基因定位于 11q14.3。

(三) 半乳糖血症

半乳糖血症(galactosemia)主要表现为患儿对乳糖不耐受,婴儿哺乳后呕吐、腹泻,继而出现白内障、肝硬化、黄疸、腹水、智力发育不全等。发病率约为 $1/50\ 000$。乳类含有乳糖,它经消化道乳糖酶分解产生葡萄糖及半乳糖,半乳糖通过一系列酶促反应产生葡萄糖而被组织利用。半乳糖代谢涉及半乳糖激酶、半乳糖-1-磷酸尿苷酰转移酶和半乳糖尿苷-2-磷酸-4-表异构酶(图 8-5)。这三种酶均检出有遗传性缺乏,导致不同亚型的半乳糖血症,它们均为常染色体隐性遗传方式。

典型的半乳糖血症(Ⅰ型)是由半乳糖-1-磷酸尿苷酰转移酶基因缺陷,使该酶缺乏,导致半乳糖和半乳糖-1-磷酸在血中积累,进而累及各组织器官所致。半乳糖-1-磷酸在肝脏积累可引起肝功能损害,甚至肝硬化;在脑中积累引起智力障碍;在肾累及可致肾功能损害而呈氨基酸尿和蛋白尿;血中半乳糖升高可使葡萄糖释出减少,出现低血糖症。半乳糖在醛糖还原酶作用下产生半乳糖醇,能改变晶状体的渗透压,使水分进入晶状体,影响晶状体代谢而致白内障。半乳糖-1-磷酸尿苷酰转移酶基因定位于 9p13.3,有多种变异型。患者都是隐性纯合体,杂合体表型正常,转移酶活性约为 50%,活性低于 10% 时可出现典型症状。

Ⅱ型半乳糖血症是由半乳糖激酶缺陷造成,症状较轻,无肝、脑损害,主要表现为血中半乳糖升高和青年性白内障。半乳糖激酶基因定位于 17q25.1。

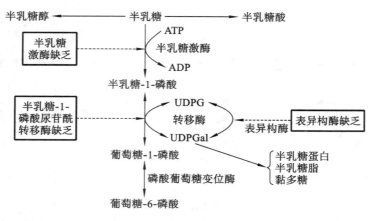

图 8-5　半乳糖代谢途径图解

Ⅲ型半乳糖血症由半乳糖尿苷-2-磷酸-4-表异构酶缺乏造成。临床表现变化不一,可无症状或类似于Ⅰ型半乳糖血症。半乳糖尿苷-2-磷酸-4-表异构酶基因定位于 1p36.11。

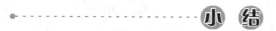

小　结

　　分子病是指基因突变导致蛋白质分子结构或数量异常,从而引起机体功能障碍的一类疾病。血红蛋白病是人类分子病的典型代表。人类的类 α 珠蛋白基因簇存在于 16p13,类 β 珠蛋白基因簇位于 11p15。珠蛋白基因的突变或缺失,是产生血红蛋白病的分子基础。异常血红蛋白病由珠蛋白结构异常引起;珠蛋白生成障碍性贫血则因珠蛋白合成量异常造成类 α 和类 β 珠蛋白链数量不平衡所致。在不同类型的珠蛋白生成障碍性贫血中,由于基因突变或缺失情况不同,临床表现也不同。

　　血友病是一组凝血因子缺失症,患者表现为遗传性凝血障碍。血友病主要分成 A、B、C 三型,分别由抗血友病球蛋白(Ⅷ AHG)基因(Xq28)缺陷、血浆凝血激酶(Ⅸ 因子)基因(Xq27.1)缺陷、血浆凝血激酶前质(Ⅺ 因子)基因(4q35.2)缺陷所引起。血友病 A、B 的遗传方式均为 X 连锁隐性遗传方式,而血友病 C 为常染色体隐性遗传方式。

　　遗传性酶病指基因突变引起酶蛋白缺乏或酶活性异常所导致的遗传性代谢紊乱。酶缺陷可通过不同环节引起疾病。遗传性酶病大多表现为常染色体隐性遗传。苯丙酮尿症(PKU)因苯丙氨酸羟化酶(PAH)基因(12q23.2)缺乏所致,患者表现为尿臭、智力低下、白化病。白化病(Ⅰ型)由酪氨酸酶基因(11q14.3)缺陷引起。半乳糖血症(Ⅰ型)是由于半乳糖-1-磷酸尿苷酰转移酶基因(9p13.3)缺陷引起。

能力检测

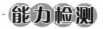

一、名词解释

分子病　遗传性酶病

二、选择题

1. Hb Bart's 胎儿水肿综合征的基因型为(　　)。

A. α^0/α^0　　　　　　　　　　　　　　　B. α^0/α^+

C. α^0/α^A 或 α^+/α^+ D. α^+/α^A

E. α^A/α^A

2. 引起镰状细胞贫血的 β 珠蛋白基因突变的方式是（　　）。

A. 移码突变   B. 错义突变   C. 无义突变

D. 终止密码突变   E. 同义突变

3. 血友病 A 缺乏的凝血因子是（　　）。

A. Ⅷ   B. Ⅸ   C. Ⅺ   D. VWF   E. Ⅹ

4. 与苯丙酮尿症不符的临床特征是（　　）。

A. 患者尿液有大量的苯丙氨酸   B. 患者尿液有大量苯丙酮酸

C. 患者智力低下   D. 患者尿液和汗液有特殊臭味

E. 患者的毛发和肤色较浅

5. 白化病的发病机制是缺乏（　　）。

A. 苯丙氨酸羟化酶   B. 酪氨酸酶   C. 溶酶体酶

D. 黑尿酸氧化酶   E. 半乳糖激酶

6. 静止型 α 地中海贫血患者之间婚配，生出轻型 α 地中海贫血患者的可能性是（　　）。

A. 0   B. 1/8   C. 1/4   D. 1/2   E. 1

7. 属于分子病的是（　　）。

A. 血友病   B. 受体病

C. 结构蛋白缺陷病   D. 糖原贮积症

E. 血红蛋白病

8. 具有白化症状的遗传病有（　　）。

A. 半乳糖血症   B. 苯丙酮尿症   C. 白化病

D. α 地中海贫血   E. 肝豆状核变性

9. 致病基因位于 X 染色体上的遗传病有（　　）。

A. 红绿色盲   B. 血友病 A   C. 苯丙酮尿症

D. 白化病   E. 进行性假肥大性肌营养不良

三、填空题

1. 成年人血红蛋白分子是由两条_____和两条_____珠蛋白链组成的四聚体，每条珠蛋白链各结合一个_____。

2. 人类α珠蛋白基因簇位于_____，而人类β珠蛋白基因簇位于_____。

3. 血红蛋白病是珠蛋白基因的缺陷引起珠蛋白合成异常所致的疾病，主要分为_____、_____两大类。

4. 异常血红蛋白病和珠蛋白生成障碍性贫血从发病的分子基础上看是不同的，前者主要是珠蛋白_____异常，后者主要是珠蛋白_____的异常。

5. 苯丙酮尿症患者肝细胞的_____酶（PAH）遗传性缺陷，该病的遗传方式为_____。

四、简答题

1. 以镰状细胞贫血为例,阐述分子病的发病机制。

2. 以典型苯丙酮尿症为例简述遗传性酶病的发病机制。

（吴常伟）

扫码看答案

第九章
染色体畸变与染色体病

 学习目标

说出：染色体畸变、染色体结构畸变、重复、倒位、相互易位、罗伯逊易位、染色体病等概念。

说出：染色体畸变类型及其形成机制；异常核型描述方法。

学会：运用染色体核型分析方法诊断染色体病。

知道：常见染色体病的遗传学分析；引起染色体畸变的因素。

染色体是遗传物质——基因的载体。每一物种都有特定的染色体数目和稳定的形态结构。基因在染色体上有严格的排列顺序。染色体数目和结构的相对稳定是保证个体遗传性状相对稳定的基础。染色体畸变是指体细胞或生殖细胞内染色体发生异常改变。染色体畸变实质是染色体或染色体片段上的基因群发生增减或位置的改变。染色体畸变常常会引起个体患病。由染色体畸变引起的疾病称为染色体病。

第一节 染色体畸变

 案例9-1

刘医生在遗传门诊值班，一对夫妇前来咨询。这对夫妇均智力正常且身体健康，却接连自然流产三胎，前来咨询。刘医生建议该夫妇去做外周血的染色体检查。

问题：

1. 为什么医生建议该夫妇做外周血的染色体检查？

2. 该夫妇染色体检查结果可能是什么？

3. 为什么该夫妇身体健康，却接连自然流产？

染色体畸变(chromosomal aberration)包括染色体数目改变和染色体结构畸变两大类。染色体数目改变分为整倍体改变和非整倍体改变。染色体结构畸变主要有缺失、重复、易位和倒位。染色体畸变常常会引起嵌合体个体出现。一个个体内存在两种或两种以上不同核型的细胞系时,这个个体被称为嵌合体(mosaic)。

一、染色体畸变产生原因

染色体畸变可以自发地产生,称为自发畸变;染色体畸变也可以由其他因素诱发产生,称为诱发畸变。造成染色体畸变的因素主要有物理因素、化学因素、生物因素及母亲年龄。

1. 物理因素 自然界中存在着各种各样的射线对人体产生一定的影响,但其剂量微小,影响不大。大量的电离辐射,如放射性物质爆炸后散落的放射性尘埃、医疗所用的放射线等对人类具有极大的潜在危险。细胞受到电离辐射后,可引起细胞内染色体发生异常,畸变率随射线剂量的增高而增高。如果一次照射大剂量的射线,可在短期内引起造血障碍而死亡;长期接受射线治疗或从事放射工作的人员,由于射线剂量的不断积累,会引起体细胞或生殖细胞染色体畸变。

2. 化学因素 在人类生存的环境中,有许多化学物质,如农药、工业毒物、药物、食品添加剂等可以引起染色体畸变。长期接触苯、甲苯、铝、砷、二氧化硫、氯丁二烯等有害工业毒物的工人,其染色体畸变率增高。一些保胎及预防妊娠反应的药物可引起染色体畸变。氮芥、环磷酰胺、氨甲蝶呤、阿糖胞苷等抗癌药物可导致染色体畸变。

3. 生物因素 生物体产生的生物类毒素(如真菌毒素)具有一定的致癌作用,同时也可引起细胞内染色体畸变。某些生物体(如风疹病毒、乙肝病毒、麻疹病毒和巨细胞病毒)本身也可以导致染色体畸变。

4. 母亲年龄 当母亲年龄增高时,其子女体细胞中某一号染色体有三条的情况要高于一般人群。母亲年龄越大(大于 35 岁),生育先天愚型等患者的危险性就越高(表 9-1)。这与生殖细胞老化及合子早期所处的宫内环境有关。

表 9-1　先天愚型患儿发病率与母亲年龄关系

母亲年龄	20	25	30	35	40	44	46	48
先天愚型患儿发生率	$\frac{1}{1667}$	$\frac{1}{1250}$	$\frac{1}{952}$	$\frac{1}{375}$	$\frac{1}{106}$	$\frac{1}{38}$	$\frac{1}{23}$	$\frac{1}{14}$

二、染色体数目改变

人类等二倍体生物正常生殖细胞中的全部染色体称为一个染色体组(n)。人体的正常精子和卵子含有 23 条染色体,用 n 表示;人类体细胞有 46 条染色体,含两个染色体组,称为二倍体,用 $2n$ 表示。以二倍体为标准,体细胞的染色体数目超出或少于 46 条的染色体畸变称为染色体数目改变,它又分为整倍体改变和非整倍体改变。

(一)整倍体改变

如果染色体的数目变化以染色体组(n)为基数,在二倍体($2n$)的基础上,整倍地增加或减少,则称为整倍体改变。如果在 $2n$ 的基础上减少一个染色体组,则称为单倍体

(haploid)。在 $2n$ 的基础上，如果增加一个染色体组(n)，则染色体数为 $3n$，即三倍体；若在 $2n$ 的基础上增加两个染色体组(n)，则为 4n，即四倍体；以此类推。三倍体以上的又统称为多倍体。

人类中已知有三倍体和四倍体的胎儿，但只有极少数三倍体的胎儿能存活到出生，存活者多为 $2n/3n$ 的嵌合体。一般认为三倍体胎儿易于流产的原因是胎儿在胚胎发育过程的细胞的有丝分裂中，形成三极纺锤体，因而造成染色体在细胞分裂中期、后期时的分布和分配紊乱，最终导致子细胞中染色体数目异常，从而严重干扰胚胎的正常发育而导致流产。

整倍体改变的形成机制主要有：双雄受精、双雌受精、核内复制和核内有丝分裂等。

1. 双雄受精　双雄受精是指两个正常的精子进入一个正常的卵子受精。由于每个精子带有一个染色体组，所以当两个精子同时进入一个卵细胞时，就形成了含有三个染色体组的受精卵，可形成核型有 69，XYY、69，XXY 或 69，XXX（图 9-1）。

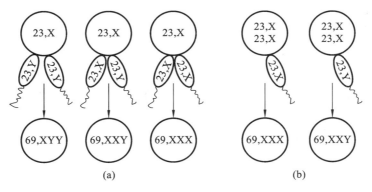

图 9-1　三倍体形成图解
（a）双雄受精；（b）双雌受精

2. 双雌受精　在减数第二次分裂过程中，次级卵母细胞由于某种原因未形成第二极体，因此应分给第二极体的染色体仍然留在卵子中，产生含有两个染色体组的异常卵子，当它与一个正常精子结合后，就形成含有三个染色体组的合子受精卵，核型为 69，XXX 或 69，XXY（图 9-1）。这样一个二倍体的异常卵子与一个正常的精子发生的受精现象，称为双雌受精。

3. 核内复制　核内复制是在一次细胞分裂时，DNA 不是复制一次，而是复制了两次，而细胞只分裂了一次。这样形成的两个子细胞都是四倍体，这也是肿瘤细胞常见的染色体异常特征之一（图 9-2）。

4. 核内有丝分裂　在细胞分裂时，染色体复制了一次，但至分裂中期时，核膜没有破裂、消失，纺锤体没有形成，因此，细胞分裂不能进入后期和末期，胞质不分，使得细胞内含有四个染色体组，形成四倍体（图 9-2）。

归纳起来，三倍体形成原因主要是双雌受精和双雄受精；四倍体形成原因主要是核内复制或核内有丝分裂。

（二）非整倍体改变

一个体的体细胞中的染色体数目在 $2n$ 的基础上增加或减少一条或数条，称为非整倍体改变。

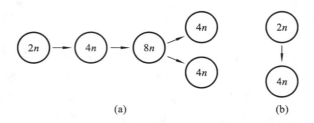

图 9-2　四倍体形成图解

(a)核内复制；(b)核内有丝分裂

1. 非整倍体的核型描述方法　非整倍体描述方法：染色体总数，性染色体组成，＋/－畸变染色体序号。例如，某一个体多一条 18 号染色体，核型描述为 47,XX(XY),＋18；若少了一条 X 染色体，核型描述为 45,X。

2. 非整倍体改变的类型　非整倍体改变分为亚二倍体、超二倍体。

(1)亚二倍体　当体细胞中染色体数目少了一条或数条，称为亚二倍体(hypodiploid)。若某对染色体少了一条，染色体数目变为 $2n-1$，则细胞染色体数目为 45，即构成单体型。临床上常见的单体型有：①21 单体型，核型是 45,XX(XY),－21；②22 单体型，核型是 45,XX(XY),－22；③X 单体型，核型是 45,X。单体型个体多数在胚胎期流产，少数能存活。

(2)超二倍体　当体细胞中染色体数目多了一条或数条，称为超二倍体(hyperdiploid)。在超二倍体的细胞中某一同源染色体的数目不是 2 条，而是 3 条、4 条，或者更多。

如果某对染色体多了一条染色体，染色体数目变为 $2n+1$，则细胞内染色体数目为 47，称为三体型。三体型染色体是人类染色体数目畸变中种类最多的、最常见一类畸变。在常染色体病中除了第 17 号染色体尚未有三体型的病例报道外，其余均有报道。由于染色体的增加造成基因组严重失衡而破坏胚胎的正常发育，故大部分常染色体三体型只见于早期流产的胚胎，只有少数存活至出生，一般寿命也不长，并伴有各种畸形，如 21 三体型，核型是 47,XX(XY),＋21 等。

三体型以上的超二倍体都称为多体型。多体型常见于性染色体中，如核型为 48,XXXX、48,XXXY、48,XXYY 的四体型和核型为 49,XXXXX、49,XXXYY 的五体型等。

3. 非整倍体形成机制　多数非整倍体是在生殖细胞形成时或受精卵早期卵裂过程中，发生染色体不分离或染色体丢失形成的。

1)染色体不分离　在细胞分裂进入后期时，某对同源染色体或姐妹染色单体彼此没有分离，而是同时进入一个子细胞，结果形成的两个子细胞中，一个将因染色体数目增多而成为超二倍体，另一个则因染色体数目减少而成为亚二倍体，这个过程称为染色体不分离。染色体不分离可以发生在有丝分裂过程中，也可以发生在减数分裂过程中。

(1)减数分裂发生染色体不分离　在生殖细胞形成过程中，如果在减数分裂Ⅰ发生同源染色体不分离，结果形成的生殖细胞中，有 1/2 含有 24 条染色体($n+1$)，1/2 含有 22 条染色体($n-1$)。它们与正常配子受精后，将形成超二倍体或亚二倍体(图 9-3)。

在生殖细胞形成过程中，如果在减数分裂 Ⅱ 发生姐妹染色单体不分离，结果形成的生殖细胞中，1/2 含有 23 条染色体（n）、1/4 含有 24 条染色体（$n+1$）、1/4 含有 22 条染色体（$n-1$）。它们与正常配子受精后，得到相应的二倍体、超二倍体、亚二倍体的个体（图 9-4）。

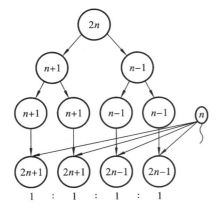

图 9-3 减数分裂 Ⅰ 染色体发生不分离图解

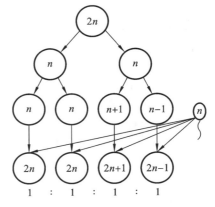

图 9-4 减数分裂 Ⅱ 染色体发生不分离图解

（2）有丝分裂发生染色体不分离 有丝分裂染色体不分离主要是在受精卵卵裂早期进行有丝分裂过程中，某条染色体的姐妹染色单体发生不分离，产生了由两种细胞系或三种细胞系组成的嵌合体。不分离如果发生在受精卵第一次卵裂过程中，则形成具有两个细胞系的嵌合体，一个为超二倍体细胞系，一个为亚二倍体细胞系（图 9-5）。不分离如果发生在受精卵第二次卵裂或以后，即形成具有三个细胞系的嵌合体（46/47/45）（图 9-5）。不分离发生得越晚，正常二倍体细胞系的比例越大，临床症状也相对较轻。

2）染色体丢失 在有丝分裂过程中，某条染色体未与纺锤丝相连，不能移向两极，或者在移向两极时因行动迟缓，所以染色体滞留在细胞质中，降解消失，造成染色体丢失。染色体丢失也是嵌合体形成的一种方式（图 9-6）。

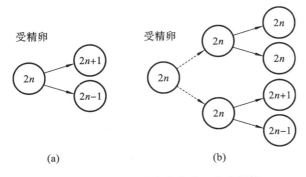

图 9-5 有丝分裂染色体发生不分离图解

(a)形成 47/45 嵌合体；(b)形成 46/47/45 嵌合体

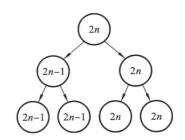

图 9-6 染色体丢失图解

形成 46/45 嵌合体

三、染色体结构畸变

由于受多种因素的影响，染色体可以发生断裂。发生断裂的染色体可以在原来位置上重新接合，称为愈合。染色体通过愈合可以恢复正常，不引起遗传效应。发生断裂的染色体如果没有在原位愈合,发生了丢失,或者断裂片段移动了位置与其他片段相接,则会引起染色体结构畸变。染色体结构畸变是指染色体发生断裂后未发生重接,或异位连接引起染色体的结构发生改变。

（一）染色体结构畸变的核型描述

根据人类细胞遗传学命名的国际体制（ISCN）规定,人类染色体结构畸变有简式和详式两种描述方法:①简式描述依次为:染色体总数,性染色体组成,重排染色体类型（畸变染色体序号）（断点位置）。②详式描述依次为:染色体总数,性染色体组成,重排染色体类型（畸变染色体序号）（畸变后染色体组成）。核型分析中一些常用符号术语见表9-2。

表 9-2　核型分析中常用符号和术语

符号术语	意　义	符号术语	意　义
p	短臂	del	缺失
q	长臂	dup	重复
cen	着丝粒	inv	倒位
ter	末端	t	易位
h	次缢痕	rcp	相互易位
＋或－	增加或减少	rob	罗伯逊易位
:	断裂	ins	插入
::	断裂后重接	rea	重排
（）	括号内为结构异常的染色体或断点位置	der	衍生染色体
;	重排中用于分开染色体	dic	双着丝粒染色体
/	嵌合体中用于分开不同的细胞系	i	等臂染色体
ace	无着丝粒片段	r	环状染色体
→	从……到……	fra	脆性部位

（二）染色体结构畸变的类型

染色体结构畸变类型主要有缺失、倒位、重复、易位。

1. 缺失（deletion）　缺失是指染色体片段的丢失。按染色体断点的数量和位置不同可分为末端缺失和中间缺失。

末端缺失指染色体的臂发生断裂后,未发生重接,无着丝粒的片段不能与纺锤丝相连而丢失。如图9-7所示,该结构畸变的简式描述为:46,XX（XY）,del(1)(q21);详式描述为:46,XX（XY）,del(1)(pter→q21:)。

中间缺失指一条染色体的同一臂上发生了两次断裂,两个断点之间的片段丢失,其余的两个断片重接。如图9-8所示,该结构畸变的简式描述为:46,XX（XY）,del(1)(q21q31);详式描述为:46,XX（XY）,del(1)(pter→q21::q31→qter)。

2. 倒位（inversion）　倒位是指某一染色体发生两次断裂后,两断点之间的片段旋转180°后重接,造成染色体上基因顺序的重排（图9-9）。倒位又分为臂内倒位和臂间倒位。

臂内倒位是指一条染色体的某臂上同时发生了两次断裂,两断点之间的片段旋转180°

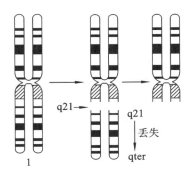

图 9-7 末端缺失形成图解

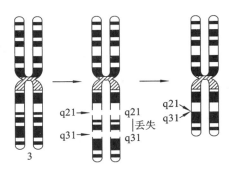

图 9-8 中间缺失形成图解

后重接。如图 9-10 所示,该结构畸变的简式描述为:46,XX(XY),inv(1)(p34p22);详式描述为:46,XX(XY),inv(1)(pter→p34∷p22→p34∷p22→qter)。

臂间倒位是指一条染色体的长、短臂各发生了一次断裂,中间断片旋转 180°后重接。如图 9-11所示,该结构畸变的简式描述为:46,XX(XY),inv(2)(p15q21);详式描述为:46,XX(XY),inv(2)(pter→p15∷q21→p15∷q21→qter)。

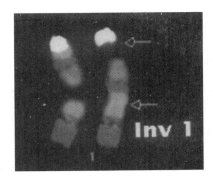

图 9-9 倒位图

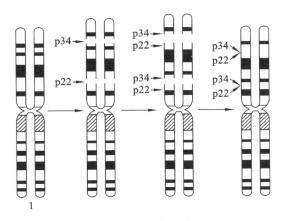

图 9-10 臂内倒位形成图解

3. 重复(duplication) 重复是同源染色体之间发生不等交换、引起一个染色体上某一片段增加了一份以上的现象。

4. 易位(translocation) 一条染色体的断片移接到另一条非同源染色体的臂上,这种结构畸变称为易位。常见的易位方式有相互易位、罗伯逊易位等。

相互易位是指两条非同源染色体同时发生断裂,断片交换位置后连接,形成两条衍生染色体的过程。相互易位仅涉及基因位置改变而不造成基因的增减,又称为平衡易位。

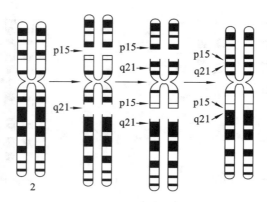

图 9-11 臂间倒位形成图解

如图 9-12 所示，该结构畸变的简式描述为：46，XX(XY)，t(2;5)(q21;q31)。详式描述为：46，XX(XY)，t(2;5)(2pter→2q21::5q31→5qter;5pter→5q31::2q21→2qter)。

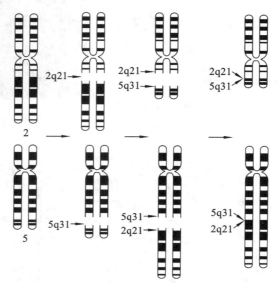

图 9-12 相互易位形成图解

罗伯逊易位又称为着丝粒融合，这是发生于近端着丝粒染色体之间的一种易位形式。两个近端着丝粒染色体在着丝粒部位或附近部位发生断裂，二者的长臂在着丝粒处接合在一起，形成一条由长臂构成的衍生染色体，称为罗伯逊染色体。该染色体几乎包含了两条染色体全部基因，两个短臂则丢失。由于丢失的短臂几乎全是异染色质，不足以引起表型改变。因此，罗伯逊易位者虽然只有 45 条染色体，但表现型一般正常，只在形成配子的时候会出现异常，造成胚胎死亡而流产或出现先天畸形。

如图 9-13 所示，该结构畸变的简式描述为：45，XX(XY)，t(14;21)(p11;q11)；详式描述为：45，XX(XY)，t(14;21)(14qter→14p11::21q11→21qter)。

染色体结构畸变其他类型见表 9-3。

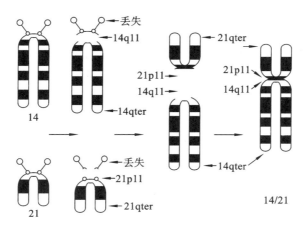

图 9-13 罗伯逊易位形成图解

表 9-3 染色体结构畸变其他类型

类型	定义
插 入	某染色体发生两处断裂,中间的片段转移到另一染色体的一个断裂处重接
等臂染色体	两个臂在形态遗传结构上完全相同的染色体。其形成原因是着丝粒横裂,形成了一条具有两个长臂的等臂染色体和一条具有两个短臂的等臂染色体
环状染色体	一条染色体的长、短臂同时断裂,有着丝粒的大片段在断裂处相接成的染色体
双着丝粒染色体	两条染色体分别发生一次断裂,两个有着丝粒部分相连接成一条有两个着丝粒的染色体

案例 9-1 分析

通过以上知识的学习,我们知道染色体病变将伴随遗传物质的增加或减少,从而致胚胎期流产或患儿出生缺陷。因而临床对习惯性流产夫妇常被建议做外周血染色体检查。

自然流产夫妇染色体异常的主要特点是平衡易位(即相互易位),一般人群中约有2/1000的染色体平衡易位携带率,易位具有多样性。

染色体平衡易位,在染色体片段互换后没有造成染色体整体改变,所以易位群体本身没有异常临床表现,所以该夫妇临床表现正常。但是染色体平衡易位的患者,他们的染色体与配偶进行交融时容易发生遗传物质整体的丢失与重复,从而带来流产风险和出生缺陷。

第二节 染色体病

染色体病是由染色体数目异常或结构畸变引起的疾病。因为染色体畸变所涉及的基因较多,涉及机体的许多器官或系统,临床症状表现多种多样,所以染色体病一般表现为具有多种症状的综合征,故又称为染色体畸变综合征。染色体病的临床症状主要表现为智力和生长发育迟缓、先天性多发畸形、特殊皮肤纹理改变等。性染色体病患者,除了上述特征外,还有内外生殖器异常或畸形等特征。因此,染色体病对人类危害极大且目前无很好的治疗方法,染色体病主要通过遗传咨询和产前诊断进行预防。

现今已确定的染色体病超过 100 种。随着高分辨显带技术等生物技术的应用,今后还会发现更多的染色体病。

染色体病一般分为常染色体病和性染色体病。常染色体病是指常染色体数目异常或结构畸变引起的疾病。常染色体病大约占染色体病的 2/3。性染色体病是指性染色体数目异常或结构畸变引起的疾病。染色体畸变也会导致两性畸形。下面列举几种临床上常见的染色体病。

一、常染色体病

(一) Down 综合征

Down 综合征(唐氏综合征)是发现最早、最常见一种染色体病,因英国医生 Langdon Down 首先描述了它的临床症状而得以命名。1959 年法国细胞遗传学家 Lejeune 首先证实本病的病因是多了一条 G 组染色体(后来确定为 21 号染色体),故本病又称为 21 三体综合征。由于 Down 综合征患者最突出的临床表现是先天性智力低下,所以又称为先天愚型。新生儿中 Down 综合征发病率为 1/1000～1/500,男性多于女性。

1. 临床表现　本病主要临床表现有:①不同程度的智力低下,生长发育迟缓。智力发育不全是本病最突出的特征。②具有特殊的面容(图 9-14):枕骨扁平、发际低下、眼间距宽、外眼角上斜、内眦赘皮、鼻根低平、舌大外伸、额弓高尖、耳小位低、耳廓畸形,常有唇裂、腭裂畸形等。③具有特殊的皮纹特征:60％有通贯掌(猿线)、三叉点处于高位、小指只有一条指横褶纹等。④50％患者有先天性心脏畸形,还有多指、并指等畸形。⑤男性患者常有隐睾,多不育;女性患者通常无月经,偶有生育能力,但能将此病遗传给下一代等。

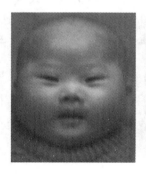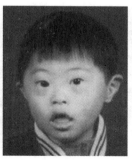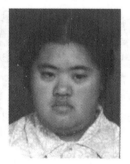

图 9-14　Down 综合征患者面容

2. 遗传学分析　根据染色体分析表明,Down 综合征分为三种类型:①21 三体型,约占 95％,核型为 47,XX(XY),＋21;②易位型,占 3％～4％,核型为 46,XX(XY),－14,＋t(14;21)(p11;q11);③嵌合型,占 1％～2％,核型为 46,XX(XY)/47,XX(XY),＋21。

本病大多数是由于母亲的初级卵母细胞进行减数分裂时,由 21 号染色体不发生分离、产生的含两条 21 号染色体的卵子与正常精子结合而形成。该病的发生率与母亲生育年龄有关,高龄孕妇,特别是 40 岁以上孕妇生育 Down 综合征患者的比例明显增高。

3. 预后 本病胎儿有 3/4 自发流产。患者智力低下,缺乏抽象思维能力,精神运动性发育障碍。许多患者经过训练可以学会读、写等一些基本生活技能。一般寿命比正常人短。只有 8% 的患者活过 40 岁。

(二)13 三体综合征

本病因染色体核型中有三条 13 号染色体而得名。1960 年 Patau 首先描述一个具有额外的 D 组染色体的患儿,故该病又称为 Patau 综合征。本病在新生儿中发病率约为1/25 000,女性明显多于男性。

1. 临床表现 患儿的畸形和临床表现要比 Down 综合征严重得多。本病临床表现有:①患者中枢神经系统发育严重缺陷、无嗅脑,前脑皮质形成缺如、智力严重低下。②具有特殊的面容:眼球小,常有虹膜缺损,鼻宽而扁平,颌小,多数有唇裂或伴腭裂,耳位低、耳廓畸形等。③常有多指(趾)、特殊握拳姿势和摇椅样畸形足。④男性常有隐睾,女性则有双角子宫及卵巢发育不全等。

2. 遗传学分析 80% 的病例为 13 三体型,核型为 47,XX(XY),+13,其余的则为嵌合型或易位型。嵌合型一般症状较轻,易位型通常以 13 和 14 号罗伯逊易位居多,核型为46,XX(XY),-14,+t(13q14q)。本病由患者母亲的卵母细胞在减数分裂时,13 号染色体发生了不分离所致。母亲高龄是产生本病主要原因之一。

3. 预后 99% 的 13 三体型胚胎流产。出生患儿 45% 在 1 个月内死亡,90% 在 6 个月内死亡,活到 3 岁者不到 5%。平均寿命 130 天。

(三)18 三体综合征

1960 年 Edwards 等首先描述报告本病,1961 年 Patau 证实该病的病因是多了一条 18 号染色体,因此定名为 18 三体综合征,又称为 Edwards 综合征。新生儿发病率为1/8000～1/3500,但在某些地区或季节明显增高,达到 1/800～1/450。男女性别比为1:4,这可能与男性胚胎不易发育有关。

1. 临床表现 本病临床表现有:①出生时体重低,发育如早产儿,吸吮差,反应弱。②头面部严重畸形:眼间距宽、有内眦赘皮、眼球小、角膜混浊,鼻梁细长,嘴小,耳位低、耳廓畸形(动物样耳),小颌,颈短。③手足畸形非常典型:紧握拳,拇指横盖于其他指上,其他手指互相叠盖(图 9-15(a)),指甲发育不全,手指弓形纹过多,约 1/3 患者为通贯掌;踇趾短且向背侧屈起形成摇椅样畸形足(图 9-15(b))。④全身骨骼肌发育异常,胸骨短,骨盆狭窄,有脐疝或腹股沟疝,腹直肌分离等。⑤外生殖器畸形,比较常见的有隐睾或大阴唇、阴蒂发育不良等。⑥95% 的病例有先天性心脏病,如室间隔缺损、动脉导管未闭等,这是死亡的重要原因。

2. 遗传学分析 多数患者核型为 47,XX(XY),+18;少数患者为嵌合体,嵌合体核型为 46,XY(XX)/47,XY(XX),+18。18 三体综合征的发生一般是由患者母亲的卵母细胞在减数分裂时,18 号染色体发生了不分离所致。

3. 预后 95% 胎儿流产,出生后 1/3 在 1 个月内死亡,50% 在 2 个月内死亡,90% 以上在 1 年内死亡,只有极个别活到儿童期。

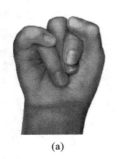
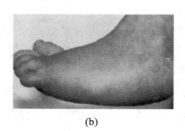

(a)   (b)

图 9-15 18 三体综合征患者的手和足

（a）手的典型握拳式；（b）摇椅样畸形足

（四）猫叫综合征（5p- 综合征）

本病因患儿的哭叫声酷似猫叫而得名，为最常见的常染色体缺失综合征。群体发病率约为 1/50 000，女性多于男性。

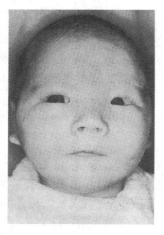

图 9-16 猫叫综合征患者面容

1. 临床表现 本病临床表现有：①患儿喉肌发育不良，导致哭声尖而弱，似猫叫，这是本病的主要特征，但随年龄增长而消失。②智力发育迟滞，严重低下。③患儿出生时满月脸，眼间距宽、外眼角下斜、斜视、内眦赘皮，小颌，低位耳（图 9-16）。④50％伴有先天性心脏病等。

2. 遗传学分析 多数患者核型是 46，XX（XY），del（5）（p15）。本病产生原因是患者的双亲之一在形成生殖细胞时，第 5 号染色体（5p15）处发生断裂，产生了第 5 号染色体短臂缺失的生殖细胞，此细胞再与另一正常生殖细胞结合而发育成猫叫综合征患者。也有部分是嵌合型个体。

3. 预后 患儿一般至 2 岁时才能坐稳，4 岁时才能独立行走。大部分患儿可生存至儿童期，少数活至成年，多有语言障碍，均伴有严重智力低下。

二、性染色体病

（一）Klinefelter 综合征

本病因 1942 年 Klinefelter 等首先报道而得以命名，又称先天性睾丸发育不全。本病的发病率占新生儿男性的 1/1000～2/1000，在身高 180 cm 以上的男性中占 1/260，男性精神病患者或刑事收容所中男性占 1/100，男性不育症中占 1/10。

1. 临床表现 患者在儿童期无任何症状，青春期开始出现病症。本症患者的主要临床表现有：①具有男性生殖器官，阴茎短小，睾丸小或隐睾，生精小管呈玻璃样变性，无精子产生，因而不育。当发现儿童睾丸特别小，阴茎特别小，应进行性染色体检查或染色体核型分析以利于早期诊断，以免漏诊。②患者身材高大，四肢细长，胡须稀疏，腋毛、阴毛稀少，喉结不明显，皮下脂肪发达，其体态和性情趋于女性化。③部分患者有轻度到中度智力障碍,部分患者有精神分裂症倾向等。

2. 遗传学分析　患者核型多为 47,XXY,X 染色质呈现阳性(＋),Y 染色质也呈阳性(＋)。少数患者核型为 46,XY/47,XXY 及 46,XY/48,XXXY 等嵌合体。还有 48,XXXY 及 49,XXXXY 等核型的患者。X 染色体越多,患者的症状越严重。本病主要是由患者双亲之一在生殖细胞形成过程中性染色体不发生分离所致。由于本病患者多不育,一般不会将多余的性染色体传给后代。

3. 预后　确诊后,在青春期用雄激素替代治疗,可以维持男性表型,改善患者心理状态。如疗效不佳,停止使用激素。男性乳房,可手术切除。

（二）Turner 综合征

本病因 1938 年由 Turner 首先报道得以命名,又称为性腺发育不全。新生女婴中发病率约为 1/5000,但在自发流产胎儿中高达 18％～20％。在胎儿中约为 1.4％,其中 99％流产。

1. 临床表现　本病患者主要临床表现有:①外观为女性,身高 120～140 cm,后发际低,50％有蹼颈,盾状胸,肘外翻。②性腺呈纤维条索状,原发闭经,子宫小,外生殖器发育不良,一般无生育能力。③第二性征发育差,表现为成年外阴和乳房幼稚型、阴毛稀少,乳间距宽。④部分患者智力发育迟缓。

2. 遗传学分析　患者核型多为 45,X。X 染色质呈阴性(－),Y 染色质也呈阴性(－)。还有核型为 45,X/46,XX 的嵌合型。

本病的发生是由在双亲配子形成过程中,性染色体不分离所致。在精子的形成过程中,X 与 Y 染色体发生了不分离的现象,产生了 XY 型和 O 型精子,O 型精子与正常卵子受精后就形成了 45,X 的受精卵。由于 45,X 的受精卵成活率低,所以大多死于早期胚胎。因此本病的发病率也就大为降低。

3. 预后　除少数患者由于严重畸形在新生儿期死亡外,一般能存活。在青春期用雌激素治疗,可以促进女性第二性征和生殖器官发育,月经来潮,改善患者心理状态。

（三）XYY 综合征

1961 年 Sandburg 等首次报告了该病。患者核型为 47,XYY,比正常男性多了一条 Y 染色体,所以又称超雄综合征。本病在监狱中的男性犯人和精神病院中的男患者中发病率较高,约占 1/100。患者身材高大,且有随身高增高发生频率随之增高的趋势。多余的 Y 染色体是在精子形成过程中减数第二次分裂时不发生分离所致。XYY 男性的表现一般正常,可以生育,偶尔尿道下裂、隐睾、睾丸发育不全并伴有生精障碍和生育力下降等症状。

（四）XXX 综合征

1959 年,本病由 Jacob 首先发现。因本病患者核型多为 47,XXX,所以又称为超雌综合征。也有核型为 47,XXX/46,XX 的嵌合型个体。在新生女婴中本病发病率约为1/1000。本病在女性精神病患者中发病率高,约 1/250。本病患者主要临床表现:①一般无明显异常,大多数第二性征发育正常,并可生育。②只有少数患者有月经减少、继发闭经或过早绝经等现象。③多数患者智力稍低,并有患精神病倾向。额外的 X 染色体,主要由卵子形成过程中减数第一次分裂时 X 染色体不分离所致。

（五）脆性 X 染色体综合征

脆性 X 染色体综合征，简称 fra(X)。1969 年由 Lubs 首次报道。本病男性发病率约为 1/1250，女性约为 1/2500，没有明显的种族特异性。男性的发病率是女性的两倍。

1. 临床特征　男性患者主要临床表现：①中度到重度的智力发育低下，表现为语言障碍和计算能力差，表现有多动症、性格孤僻、精神病倾向；②长脸、下颌前突、大耳、青春期睾丸体积增大。女性一般为杂合体，并且临床表现较轻，有极少数表现出轻度智力障碍，发病与正常 X 染色体随机失活，脆性 X 染色体在众多体细胞中保持活性有关。该病在连续遗传中有早现现象，即发病年龄有一代代提前并加重的倾向。

2. 遗传学分析　fra(X)患者核型描述为 46,fraX(q27)Y。与脆性 X 染色体智力低下有关的基因 FMR-1 已被发现。基因 FMR-1 位于 Xq27.3，其表达比较高的组织是脑、睾丸、卵巢。该基因 5′端含有重复序列（CGG）重复扩增是脆性 X 染色体综合征产生的原因。此障碍之所以被称为脆性 X 染色体是因为 CGG 多次重复使得 X 染色体上该位点变得脆弱了，并且在实验室进行染色体培育过程中容易发生断裂。

重复序列 CGG 在人群中具有多态性。正常人可有 6～50 个 CGG 重复序列。当 CGG 重复次数达到 52 次后，该区域在减数分裂过程中显现不稳定状态，其重复次数会继续增加。当 CGG 重复次数达到 230 次后，基因 FMR-1 的 5′端发生异常甲基化，导致基因转录失活而发病。这种基因突变的形式称为"动态突变"。CGG 重复序列不稳定性和延长特征可以解释本病的早发现象。

三、两性畸形

两性畸形是指性腺或内外生殖器、第二性征等不同程度具有两性特征的现象。性染色体畸变、常染色体畸变、基因突变等都有可能导致两性畸形出现。根据患者体内性腺组成的不同，两性畸形又分为真两性畸形和假两性畸形。

（一）真两性畸形

患者体内既有睾丸也有卵巢组织。他们可能有一个单独的睾丸和一个单独的卵巢，更多情况下是有一个或多个卵巢。约 60% 真两性畸形核型是 46,XX；但也有 46,XY、46,XX/46,XY、46,XX/47,XXY 等多种核型。患者生殖器两性化或接近女性。多数地区，真两性畸形被当作男性抚养。患者即使外生殖器更接近男性，但是青春期也有乳房发育。性腺位于卵巢、腹股沟或生殖隆起处。睾丸或卵巢多位于右侧。通常有子宫存在。

（二）假两性畸形

患者体内仅有一种性腺，内外生殖器和第二性征兼有两性特征。根据性腺的不同，可分为男性假两性畸形和女性假两性畸形。染色体核型为 46,XY，性腺为睾丸，但外生殖器未达到男性生殖器发育水平，第二性征有女性化倾向，被称为男性假两性畸形。染色体核型为 46,XX，性腺为卵巢，由于存在过多雄激素，外生殖器未向预期的正常女性外生殖器发育，第二性征发育有男性化倾向，被称为女性假两性畸形。

小 结

物理、化学、生物、年龄等因素可以引起细胞内染色体畸变。染色体畸变实质是染色体或染色体片段上的基因群增减或位置的改变,染色体畸变常常引起染色体病。

染色体畸变包括染色体数目改变和染色体结构畸变。染色体数目改变又分为整倍体改变和非整倍体改变。整倍体形成机制有双雄受精、双雌受精、核内复制、核内有丝分裂等。人类常见整倍体有三倍体和四倍体的胎儿,一般不能存活到出生。非整倍体形成机制有染色体不分离、染色体丢失等。非整倍体改变又分为亚二倍体(如单体型)、超二倍体(如三体型)、嵌合体等。染色体断裂或染色体断裂后的异常连接都会引起染色体结构畸变。常见的染色体结构畸变有缺失(末端缺失和中间缺失)、倒位(臂内倒位和臂间倒位)、易位(如相互易位、罗伯逊易位)、重复等。

染色体病常常表现为具有多种症状的综合征,故又称为染色体畸变综合征。染色体病主要包括常染色体病和性染色体病。由常染色体数目改变引起的常染色体病有Down综合征(唐氏综合征)、13三体综合征、18三体综合征等,而猫叫综合征(5p-综合征)是常染色体结构畸变引起的常染色体病。由性染色体数目改变而引起的性染色体病有Klinefelter综合征、Turner综合征、XYY综合征、XXX综合征等,而脆性X染色体综合征是由性染色体结构畸变而引起的常染色体病。染色体畸变也会导致两性畸形。两性畸形又分为真两性畸形和假两性畸形。

能力检测

一、名词解释

染色体畸变 亚二倍体 嵌合体 染色体结构畸变 缺失 重复 倒位 相互易位 罗伯逊易位 染色体病 两性畸形

二、选择题

1. 近端着丝粒染色体之间通过着丝粒融合而形成的结构畸变称为( )。

A. 重复 B. 串联易位 C. 罗伯逊易位

D. 倒位 E. 相互易位

2. 染色体结构畸变的基础是( )。

A. 姐妹染色单体交换 B. 染色体核内复制 C. 染色体丢失

D. 染色体不分离 E. 染色体断裂及断裂之后的异常连接

3. 若某一个个体细胞染色体核型为46,XX/47,XX,+21。表明该个体为( )。

A. 常染色体结构异常 B. 性染色体结构异常

C. 常染色体数目异常的嵌合体 D. 性染色体数目异常的嵌合体

E. 性染色体结构异常的嵌合体

4. 染色体不分离( )。

A. 只发生在减数分裂过程中 B. 只指同源染色体不分离

C. 只发生在有丝分裂过程中 D. 只是指姐妹染色单体不分离

E. 是指姐妹染色单体或同源染色体不分离

5. Down 综合征属于染色体畸变中的（　　）。

A. 三体型　　　B. 三倍体　　　C. 单体型　　　D. 单倍体　　　E. 缺失

6. 核型为 47,XXY 的男性个体的间期核中具有性染色质的数量是（　　）。

A.1 个 X　　　　　　　B.1 个 Y　　　　　　　C.2 个 X

D.0 个 X　　　　　　　E.1 个 X 和 1 个 Y

7. 嵌合体发生的机制包括（　　）。

A. 卵裂时染色体丢失　　　　　　　　　B. 减数分裂时染色体丢失

C. 卵裂时姐妹染色单体不分离　　　　　D. 卵裂时同源染色体不分离

E. 减数分裂时染色体不分离

8. Klinefelter 综合征患者的主要核型为（　　）。

A.45,X　　　　　　　B.47,XXY　　　　　　　C.48,XXXY

D.46,XY　　　　　　　E.46,XY/47,XXY

9. 某染色体发生两次断裂后,两断点之间的片段旋转 180°后重接畸变称为（　　）。

A. 缺失　　　B. 倒位　　　C. 重复　　　D. 易位　　　E. 插入

三、填空题

1. 引起染色体畸变发生的主要原因有_____、_____、_____、_____。

2. 整倍体改变的机制主要有_____、_____、_____。

3. 非整倍体改变的机制主要有_____、_____。

4. 按照 ISCN 的标准系统,9q34 表示 9 号染色体_____、_____、_____。

5. 核型分析常用 del、_____、t、_____符号分别表示_____、倒位、_____、重复。

四、简答题

1. 写出下列染色体病的主要核型,并说明疾病发生的原因。

（1）Down 综合征　　　（2）13 三体综合征　　　（3）18 三体综合征

（4）猫叫综合征　　　　（5）XYY 综合征　　　　（6）Klinefelter 综合征

（7）Turner 综合征　　　（8）脆性 X 染色体综合征

2. 简述非整倍体改变的机制。

3. 举例说明中间缺失形成机制及其核型描述方式。

4. 简述染色体病共同的临床表现特征。

（崔　越）

扫码看答案

第十章
线粒体遗传与线粒体遗传病

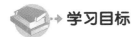

学习目标

说出：母系遗传、阈值效应和线粒体遗传病的概念。

说出：线粒体基因组的结构特征和遗传特征。

知道：常见线粒体遗传病的遗传基础。

线粒体是细胞内物质氧化的主要场所和能量供给中心，也是动物细胞核以外唯一具备DNA的细胞器。线粒体 DNA(mtDNA)被称为人类第"25"号染色体。一个细胞含有数百个线粒体，每个线粒体含有 2～10 个 mtDNA，因此每个细胞有数千个 mtDNA。近年来，人们发现 mtDNA 突变与许多人类疾病有关，因而，mtDNA 已成为分子遗传学和临床医学所关注的一个热点。

第一节 线粒体遗传

一、线粒体遗传物质

mtDNA 为环状双链结构，能独立进行复制、转录和翻译(表 10-1)。人类 mtDNA 全长16 569 bp，不与组蛋白结合，呈裸露闭环双链状。外环含 G 较多，称为重链(H 链)，内环含C 较多，称为轻链(L 链)。mtDNA 结构紧凑，没有内含子，唯一的非编码区是约 1000 bp的 D-环区，mtDNA 具有两个复制起始点，分别起始复制 H、L 链(图 10-1)。mtDNA 共编码 37 个基因，其中 2 个编码 rRNA，22 个编码 tRNA 和 13 个编码多肽链。

表 10-1　核 DNA 与 mtDNA 的比较

比较项目	核 DNA	mtDNA
存在部位	细胞核	细胞质
形态	双螺旋	闭环双链
碱基数/bp	3.1×10^9	16 569
编码基因数	约 2 万个	37 个
基因拷贝数	单拷贝	成千上万
间隔顺序	有	无
突变频率	低	高

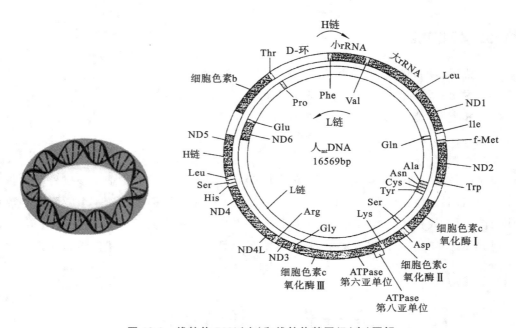

图 10-1　线粒体 DNA(左)和线粒体基因组(右)图解

二、线粒体遗传特点

1. 母系遗传　人类受精卵中的线粒体 DNA 几乎全都来自卵子，表现为母系遗传(maternal inheritance)，非孟德尔遗传方式，即女性将 mtDNA 传递给她的儿子和女儿，男性不能遗传给后代(图 10-2)。

2. 半自主性　mtDNA 编码线粒体中部分蛋白质和全部的 tRNA、rRNA，能够独立自主地复制、转录和翻译，但维持线粒体结构和功能的大部分蛋白质是由核 DNA 编码的，故其功能又受核基因的影响。因此线粒体是一种半自主细胞器，受线粒体基因组和核基因组两套遗传系统共同控制。

3. 高突变率　mtDNA 是裸露的分子，不与组蛋白结合而且排列紧凑，线粒体内缺乏修复系统。因此，线粒体 DNA 比核 DNA 更易突变。线粒体 DNA 突变率比核 DNA 高 10～20 倍。

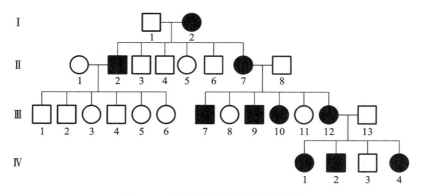

图 10-2 线粒体遗传病的典型系谱

4. 同质性与异质性 同质性（homogeneity）是指同一组织或细胞中具有相同 mtDNA 的现象。异质性（heterogeneity）是指同一细胞或同一组织具有不同 mtDNA 的现象。在有丝分裂和减数分裂时，异质性细胞中的 mtDNA 进行复制，分离后随机分配到子代细胞，使子代细胞中的突变型和野生型 mtDNA 的比例发生改变，称为复制分离。经过多次分裂后，异质性细胞中的突变型 mtDNA 和野生型 mtDNA 的比例会发生漂变，向同质性方向发展。人类每个卵子中大约有 10 万个 mtDNA，经过减数分裂后只有随机的 2～200 个进入成熟卵子，这种现象称为"遗传瓶颈效应"。遗传瓶颈效应限制了下传的 mtDNA 的数量及种类，造成子代个体的异质性差异。"瓶颈"的 mtDNA 复制、扩增，构成子代的 mtDNA 种类。因此，即使核基因组完全相同的个体，如一卵双生，也可具有不同的细胞质基因型，从而表现型有所不同。

5. 阈值效应 由于 mtDNA 发生突变，导致一个细胞内同时存在野生型 mtDNA 和突变型 mtDNA。野生型 mtDNA 对突变型 mtDNA 有保护和补偿作用，因此，mtDNA 突变时并不立即产生严重后果。突变所产生的效应取决于该细胞中野生型和突变型 mtDNA 的比例，只有突变型 mtDNA 达到一定数量才足以引起细胞的功能障碍，这种现象称为阈值效应。

阈值效应的一个表现就是在某些线粒体遗传病的家系中，有些个体起初并没有临床症状，但随年龄增加，突变型 mtDNA 逐渐积累，线粒体的能量代谢功能持续性下降，最终出现临床症状。

6. mtDNA 遗传密码与核 DNA 遗传密码不完全相同 在线粒体遗传密码中，有多个密码子与核基因的通用密码不同（表 10-2）。

表 10-2 核 DNA 与 mtDNA 遗传密码的比较

密码子	核 DNA	mtDNA
UGA	终止密码	色氨酸
AGA，AGG	精氨酸	终止密码
AUA	异亮氨酸	甲硫氨酸
AAA	赖氨酸	天冬氨酸
CUU，CUC，CUA，CUG	亮氨酸	苏氨酸

第二节　线粒体遗传病

一、概述

线粒体遗传病是指 mtDNA 突变引起的线粒体功能异常导致能量产生不足而出现的一组多系统疾病。mtDNA 突变主要分为 mtDNA 点突变、mtDNA 缺失和重复、mtDNA 数量减少三类。

研究证实,mtDNA 突变在许多疾病中存在。mtDNA 突变导致的疾病主要累及肌肉、中枢和外周神经系统,如果病变以中枢神经为主,称为线粒体脑病,如勒伯氏遗传性视神经病、帕金森病;如果病变以骨骼肌为主,称为线粒体肌病,如线粒体心肌病;如果病变同时侵犯中枢神经系统和骨骼肌,则称为线粒体脑肌病,如肌阵挛性癫痫伴碎红纤维病。线粒体疾病通常累及多个系统,表现型有高度差异。

二、线粒体脑肌病

线粒体脑肌病(ME)是一组由于线粒体功能缺陷造成的以神经肌肉系统病变为主的多系统疾病。根据临床表现可分为伴有破碎红纤维的肌阵挛性癫痫(MERRF)、伴有高乳酸血症和卒中样发作的线粒体全脑疾病(MELAS)、Kearns-sayre 综合征(KSS)、慢性进行性眼外肌瘫痪(CPEO)、神经源性肌软弱病和共济失调并发色素性视网膜炎(NAPP)等。

线粒体脑肌病于 1962 年报道,认为是非甲状腺性肌病,主要症状为多汗、体重减轻、基础代谢异常亢进等。由于骨骼肌线粒体缺少某些酶,引起线粒体基质的转运功能障碍、氧化磷酸化或呼吸链障碍,所以肌细胞呈粗糙的红色纤维状。常累及脑或全身脏器,故称作线粒体脑病或线粒体细胞病。

三、线粒体心肌病

线粒体心肌病累及心脏和骨骼肌,患者常有严重的心力衰竭,常见临床表现为劳动性呼吸困难、心动过速、全身肌无力伴全身严重水肿、心脏和肝脏增大等。

mtDNA 的突变与缺失与某些心肌病有关,如:3260 位点的 A→G 突变可引起母系遗传的线粒体疾病和心肌病;4977 位点的缺失多见于缺血性心脏病、冠状动脉粥样硬化性心脏病等;7436 位点的缺失可见于扩张性心肌病和肥厚性心肌病等。

四、帕金森病

帕金森病(PD)又称震颤性麻痹,是一种晚年发病的神经系统变性疾病,患者表现为运动失调、震颤、动作迟缓等,少数患者有痴呆症状。

帕金森病患者脑组织,特别是黑质中存在 4977 bp 长的一段 mtDNA 缺失,缺失区域从 ATPase8 基因延续到 ND5 基因,结果导致多种组织细胞内的线粒体复合体Ⅰ、Ⅱ、Ⅲ,甚至Ⅳ都存在功能缺陷,进而引起神经细胞中能量代谢障碍。大多数观点认为单纯的基因或环境毒物很少能直接引起 PD,大部分病例是基因和环境甚至更多因素共同作用的结果。

五、勒伯氏遗传性视神经病

勒伯氏遗传性视神经病(LHON)主要表现为由双侧视神经萎缩引起的急性或亚急性视力丧失,双眼同时或先后受累,还可伴有神经、心血管及骨骼肌等系统异常。该病通常多发于 18～30 岁男性。与 NADH 脱氢酶二、四、五、六亚基基因(ND2、4、5、6)突变有关。

六、线粒体基因突变糖尿病

线粒体基因突变糖尿病(MIDD)的发现是近年来糖尿病分子遗传学研究的重要进展之一,并成为糖尿病领域研究热点。一系列研究均表明 mtDNA 上许多位点的突变与糖尿病明显相关。mtDNA 突变或缺失可选择性破坏胰岛 β 细胞,使线粒体的呼吸链酶活性降低,导致 ATP 合成障碍和胰岛素分泌降低。

七、阿尔茨海默病

阿尔茨海默病(AD)主要临床表现为老年性痴呆,进行性认知能力丧失。多为散发病例,病因与老年线粒体氧化损伤累积致中枢神经细胞萎缩有关。

小　结

　　人 mtDNA 全长 16 569 bp,不与组蛋白结合,呈裸露闭环双链状。mtDNA 的遗传具有母系遗传、半自主性、高突变率、异质性与同质性、阈值效应、mtDNA 遗传密码与核 DNA 遗传密码不完全相同等特点。

　　线粒体遗传病是指 mtDNA 突变引起的线粒体功能异常导致能量产生不足而出现的一组多系统疾病。mtDNA 突变主要分为点突变、缺失和重复、数量减少。线粒体突变导致的疾病主要累及肌肉、中枢和外周神经系统,线粒体疾病通常累及多个系统,表现型有高度差异。

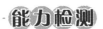

能力检测

一、名词解释

母系遗传　异质性　同质性　阈值效应

二、选择题

1. mtDNA 突变类型包括(　　)。

A. 缺失 　　　　　　　　　　　　　　B. 点突变

C. mtDNA 数量减少 　　　　　　　　　D. 插入

E. 重复

2. 下列不是 mtDNA 遗传学特点的是(　　)。

A. 半自主性 　　　　　B. 符合孟德尔遗传规律 　　　　C. 复制分离

D. 阈值效应 　　　　　E. 突变率高于核 DNA

3. 关于 mtDNA 的结构特征,下列哪项是正确的?(　　　)

A. 双链闭合环状分子 　　　　　　　　　　B. 双链线性分子

C. 不与组蛋白结合 　　　　　　　　　　　D. 有内含子

E. 突变率低于核 DNA

三、填空题

1. mtDNA 突变率高于核 DNA,主要因为 mtDNA 不与_____结合而且排列紧凑,且线粒体中无 DNA 损伤的_____系统。

2. 勒伯氏遗传性视神经病与白化病遗传方式不同,前者表现为_____遗传,后者符合_____遗传。

四、简答题

1. 简述线粒体的遗传特点。

2. 简述帕金森病的主要症状。

（白　玉）

扫码看答案

第十一章
肿瘤遗传学

 学习目标

说出:癌家族、家族性癌、标记染色体等概念。

说出:肿瘤细胞中的染色体异常现象;常见的遗传性肿瘤与遗传性肿瘤综合征。

学会:运用遗传学知识分析遗传性肿瘤。

知道:肿瘤发生与癌基因、肿瘤抑制基因的关系。

案例 11-1

患者陈××,男性,25 岁,便血半个月,并伴有黏液,患者两个姐姐均是家族性腺瘤性息肉病患者。

问题:

1. 根据患者的主诉及家族史初步诊断结果是什么?

2. 建议进一步做哪项检查可明确诊断? 治疗措施如何?

3. 对家族性腺瘤性息肉病的家庭成员如何进行预防性疾病筛查?

肿瘤泛指由一群生长失去正常调控的细胞异常增殖而形成的细胞群。肿瘤细胞持续恶性生长将出现严重的组织损伤和器官衰竭,最后导致死亡。因此,恶性肿瘤的研究日益为人们所重视。肿瘤遗传学是研究肿瘤发生与遗传因素之间关系的医学遗传学分支学科。长期以来科学家分别从群体水平、个体水平、细胞水平和分子水平研究肿瘤与遗传的关系。癌基因、肿瘤抑制基因的发现使人们对肿瘤发生和发展的认识日趋深入。

第一节　肿瘤发生中的遗传现象

大量研究都已证实肿瘤发生中具有明显的遗传现象,具体表现在以下几方面。

一、肿瘤的家族聚集性

肿瘤的家族聚集性包括癌家族和家族性癌。至今的研究表明癌家族和家族性癌并不存在严格的界线,二者的侧重点不同。前者强调的是"家族",后者强调的则是"癌"。

(一) 癌家族

癌家族(cancer family)是指一个家族中有较多成员患相同器官或不同器官的肿瘤。例如,Warthin 从 1895 年开始对 G 家族进行调查研究,直到 1913 年首次报道,随后经过多位学者近 80 年共 5 次调查,才获得了该家族较完整的资料。这个家族 7 代 10 个支系 842 名后代中,共有 95 名癌症患者,其中 48 人患结肠癌(约占 51%),18 人患子宫内膜腺癌(约占 19%),13 人为多发性肿瘤(约占 14%),19 人癌症发生在 40 岁之前(占 20%),72 人的双亲之一是癌症患者(76%),男女患者分别为 47 人和 48 人,接近 1:1,符合常染色体显性遗传特点(图 11-1)。

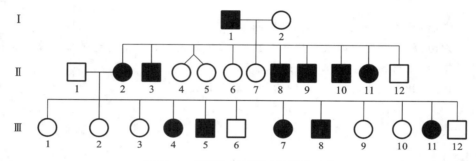

图 11-1 癌家族(G 家族)的部分系谱

根据这些表现,总结出癌家族具有的特点:①恶性肿瘤发病率较高;②发病年龄较早;③通常呈常染色体显性遗传;④腺癌发病率很高。

(二) 家族性癌

家族性癌(familial carcinoma)是指一个家族中有多个成员患同一类型的肿瘤。家族性癌的特点:①一般是人类较常见的肿瘤,如乳腺癌、结肠癌、胃癌等。②大多数家族性癌是散发的,少数有家族聚集性。例如,结肠癌患者 12%~25% 都有结肠癌家族史。③患者的一级亲属发病率高于一般人群的 3~5 倍。④遗传方式为多基因遗传。

二、肿瘤发病率的种族差异

种族是指在地理、文化和遗传背景等方面有较大差异的人群。某些肿瘤的发病率在不同种族间存在显著差异。如:中国人患鼻咽癌居世界各民族之首,即使中国人移居到国外也如此;日本妇女患松果体瘤比其他民族高 11~12 倍,但患乳腺癌却远比欧美人少;黑人很少患尤因(Ewing)骨瘤、睾丸癌、皮肤癌。研究表明肿瘤发病率的种族差异主要是遗传物质的差异,这说明在肿瘤发病中遗传因素起着重要作用。

三、遗传性肿瘤

遗传性肿瘤是按孟德尔方式遗传的肿瘤,往往呈常染色体显性遗传,大多起源于神经组织或早期胚胎组织,具有家族性、双侧性、多发性等特点,此外还常伴有先天畸形及肿瘤抑制基因异常。较为常见的有视网膜母细胞瘤、肾母细胞瘤等。

视网膜母细胞瘤(RB)是一种儿童眼内的恶性肿瘤(图 11-2),发病率为 1/28 000～1/15 000,呈常染色体显性遗传,多在 4 岁前发病。临床表现:初期眼底可见灰白色肿块,随后肿瘤向玻璃体方向生长,使瞳孔呈黄色光反射而被称为"猫眼";肿瘤的恶性程度很高,常向眼外生长,通过视神经进入眼眶并向颅内扩散,也可随血液循环向全身转移。

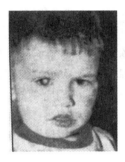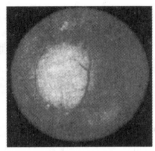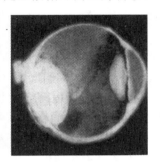

图 11-2 视网膜母细胞瘤图

视网膜母细胞瘤分为遗传型和散发型两类。遗传型约占全部病例的 40%,多累及双眼,发病年龄较早,多在一岁半以前发病;散发型约占 60%,常为单侧性,发病年龄较晚,且多在两岁以后发病,与遗传的关系不大,也称为非遗传型。

RB1 基因突变是视网膜母细胞瘤发病的主要原因,RB1 基因是人类首次发现的一个肿瘤抑制基因,定位于 13q14.1-q14.2。遗传型患儿的双亲之一是突变基因的携带者,或者患儿父母的生殖细胞发生了一次基因突变,患儿出生后若体细胞发生了第二次基因突变,就会导致 RB 基因抑癌功能的丧失。非遗传型患儿的两次基因突变均发生在同一个体细胞里。

知识链接

视网膜母细胞瘤的治疗

视网膜母细胞瘤治疗的首要目的是保障患儿的生命,其次才是挽救视力。目前的治疗方案主要有手术治疗(眼球摘除、眼眶内容物摘除)、外部放射治疗、局部治疗(光凝治疗、冷冻疗法、加热治疗、浅层巩膜贴敷放射治疗)、化学治疗及免疫疗法等。

四、遗传性肿瘤综合征

有些常染色体显性遗传病,晚期常并发肿瘤,这类疾病称为遗传性肿瘤综合征,也称为遗传性癌前病变。如家族性腺瘤性息肉病、I 型神经纤维瘤等。

案例 11-1 分析

1. 根据患者便血的病史,两个姐姐均患有家族性腺瘤性息肉病的家族史,初步诊断结果为家族性腺瘤性息肉病。

2. 经乙状结肠镜活体组织检查一般即可明确诊断。患者应尽早做全结肠切除与回肠肛管吻合术或回肠直肠吻合术。术后仍需定期做直肠镜检查，如发现新的息肉可予电灼治疗。

3. 对家族性腺瘤性息肉病的家庭成员均推荐进行预防性疾病筛查：从出生到5岁，每年筛查肝细胞瘤；10～12岁开始，每1～2年进行乙状结肠镜检查；发现结肠息肉者，每2～3年进行食管、胃、十二指肠镜检查；一旦发现十二指肠息肉，需进行小肠X线检查。

家族性腺瘤性息肉病（FAP）属于常染色体显性遗传，其致病基因为 APC，APC 是抑癌基因，定位于 5q21-q22，FAP 的群体发病率约为1/100 000。临床表现为出血性腹泻、贫血、肠梗阻。结肠和直肠均可有多发性腺瘤，腺瘤的恶变性极高，平均在 35 岁以前（34～43岁）将转变为肠癌。

Ⅰ型神经纤维瘤（NF1）是一种极为常见的常染色体显性遗传病，群体发病率约为1/3500。在无亲缘关系的患者之间，同一家系的患者之间，甚至同一患者的不同年龄段都会有不同的表现。主要临床表现：躯干皮肤上有多个浅棕色的"牛奶咖啡斑"，腋窝雀斑，虹膜结节等，一些患者还可能有恶变倾向。Ⅰ型神经纤维瘤的发病原因主要是 NF1 基因突变，NF1 基因也是抑癌基因，定位于 17q11.2。

第二节 肿瘤细胞中的染色体异常现象

染色体数目和结构的相对稳定是保证个体遗传性状相对稳定的基础。染色体异常是肿瘤细胞的重要特征之一。人们发现在大多数恶性肿瘤中都伴有染色体数目异常或结构畸变。肿瘤细胞中的染色体变化是人类肿瘤研究中的一个重要领域。

一、染色体数目异常

肿瘤细胞的核型多伴有染色体数目的改变，大多为非整倍体，如超二倍体、亚二倍体、亚三倍体、亚四倍体等。实体瘤染色体数目一般在二倍体上下，或在三倍体和四倍体之间变化。癌性胸、腹腔积液细胞中的染色体数目变化更大，可见到六倍体、八倍体等上百条染色体。染色体数目变化的多少与肿瘤的恶性程度不成正比。例如，胃癌细胞只有1～2条染色体数目的改变，但其恶性程度却相当高。此外，同一肿瘤内染色体数目变动的幅度也较大。

二、染色体结构异常

在肿瘤细胞内常见到结构畸变的染色体。在肿瘤的发生发展过程中，肿瘤细胞的染色体断裂、重接后，形成了一些结构特殊的染色体，称为标记染色体（marker chromosome）。标记染色体可分为特异性和非特异性两类。只见于少数肿瘤细胞，对整个肿瘤来说不具有代表性的标记染色体，称为非特异性标记染色体。特异性标记染色体是指经常出现在同一类肿瘤细胞内,并能够在肿瘤细胞中稳定遗传的标记染色体。这些特异性标记染色体与肿瘤的恶性程度及转移能力密切相关,如 Ph 染色体、14q⁺ 染色体。

1960 年 Nowell 和 Hungerford 在美国费城首先发现慢性粒细胞性白血病(CML)患者的核型中有一条比 G 组染色体还小的异常染色体,故命名为 Ph 染色体(费城染色体)。最初人们认为 Ph 染色体是 22 号染色体的长臂缺失所致,后来 Rowley 通过显带技术证明 Ph 染色体是由 9 号和 22 号染色体长臂相互易位,导致 22 号染色体长臂缩短而形成(图 11-3),该染色体结构:t(9;22)(22pter→22q11∷9q34→9qter)。Ph 染色体的临床意义在于大约 95％的 CML 患者携带 Ph 染色体,因此,Ph 染色体阳性可作为 CML 的早期诊断依据。

14q⁺ 染色体见于 75％～90％的伯基特(Burkitt)淋巴瘤患者,它是由 8 号和 14 号染色体长臂相互易位形成的(图 11-4),易位后可以见到一个长臂增长的 14q⁺ 染色体,该染色体结构:t(8;14)(14pter→14q32∷8q24→8qter)。这条 14q⁺ 染色体是 Burkitt 淋巴瘤的特异性标记染色体。

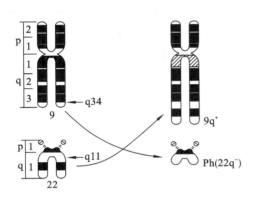

图 11-3　Ph 染色体的形成图解

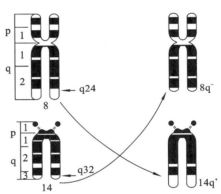

图 11-4　14q⁺ 染色体的形成图解

第三节　肿瘤与基因

肿瘤是各种诱变因素作用于细胞遗传物质,引起控制细胞生长与分化的基因的结构和功能发生改变,致使细胞无限增殖形成的现象。可见,基因的改变是肿瘤起源与发展的分子基础,大多数肿瘤的发生与癌基因的活化和(或)抑癌基因的失活有关。

癌基因(oncogene)是能够使细胞癌变的基因。存在于病毒中的癌基因称为病毒癌基因(v-oncogene);存在于动物和人体细胞基因组中的癌基因称为细胞癌基因(c-oncogene,或原癌基因)。癌基因原是正常细胞中的一些基因,在细胞的生长、分裂、分化及凋亡等过程中发挥着重要作用。一旦这些基因在表达时间、表达部位、表达数量及表达产物结构等方面发生了异常,就可以导致细胞无限增殖并出现恶性转化。表 11-1 列出了部分癌基因及其相关的肿瘤类型。

肿瘤抑制基因(tumor suppressor gene)也称抑癌基因(或隐性癌基因),是抑制肿瘤发生的基因。肿瘤抑制基因的功能是抑制细胞增殖和促进细胞分化。

表 11-1　部分癌基因相关的肿瘤类型、染色体定位、编码蛋白的功能

癌基因	相关的肿瘤类型	染色体定位	编码蛋白的功能
PDGFB	胶质瘤/纤维肉瘤	22q12.3-13.1	血小板衍生生长因子 β 链
INT2	乳腺癌	11q13	成纤维细胞生长因子家族成员
HST	胃癌	11q13.3	成纤维细胞生长因子家族成员
TPK	结肠/甲状腺癌	1q32-q41	神经生长因子
EGFR	鳞状细胞癌	7p1.1-p1.3	表皮生长因子受体
ABL	慢性粒细胞性白血病	9q34.1	蛋白酪氨酸激酶
H-RAS	结肠癌、肺癌、胰腺癌	11p15.5	GTP 酶
K-RAS	AML、甲状腺癌、黑色素瘤	12p11.1-p12.1	GTP 酶
MYC	肉瘤、髓细胞瘤	8q24.1	转录因子
FOS	骨肉瘤	14q21-q22	转录因子 API

　　在细胞增殖调控中,原癌基因和抑癌基因相互制约,共同维持细胞的正常生理功能。当原癌基因活化不受抑癌基因的抑制时,就会导致细胞无限增殖,引发肿瘤。同样,若抑癌基因失活不再对原癌基因起抑制作用时,也会使细胞异常增殖,导致肿瘤发生。可见,原癌基因的活化与抑癌基因的失活都与肿瘤的发生有关。

小　结

　　肿瘤发生具有明显的遗传现象,具体表现在肿瘤的家族聚集性、肿瘤发病率的种族差异、某些遗传性肿瘤、某些遗传性肿瘤综合征等方面。大多数人类恶性肿瘤中都伴有染色体数目或结构畸变。肿瘤细胞的染色体核型大多为非整倍体,且同一肿瘤内染色体数目变动的幅度也较大。在肿瘤的发生发展过程中会形成一些标记染色体。标记染色体可分为特异性和非特异性两类。特异性标记染色体是指经常出现在同一类肿瘤细胞内,并能够在肿瘤细胞中稳定遗传的标记染色体。这些特异性标记染色体与肿瘤的恶性程度及转移能力密切相关,大约 95% 的 CML 患者携带 Ph 染色体,而 $14q^+$ 染色体是 Burkitt 淋巴瘤的特异性标记染色体。

　　癌基因是能够使细胞癌变的基因,分为病毒癌基因和细胞癌基因(或原癌基因)。癌基因原是正常细胞中的一些基因,是细胞生长发育所必需的。一旦这些基因在表达时间、表达部位、表达数量及表达产物结构等方面发生了异常,就可以导致癌变。在正常细胞中可能存在抑制肿瘤发生的基因,即肿瘤抑制基因或抑癌基因,其是抑制细胞增殖、促进细胞分化的基因。多数肿瘤的发生与癌基因的活化和(或)抑癌基因的失活有关。

能力检测

一、名词解释

癌家族　家族性癌　特异性标记染色体　原癌基因　抑癌基因

二、选择题

1. 由于肿瘤持续生长,而使瞳孔呈黄色光反射被称为"猫眼"的是( )。

A. 肾母细胞瘤   B. 视网膜母细胞瘤

C. Ⅰ型神经纤维瘤   D. 黑色素瘤

E. 家族性腺瘤性息肉病

2. 躯干皮肤上有多个浅棕色"牛奶咖啡斑"的肿瘤是( )。

A. 肾母细胞瘤   B. 视网膜母细胞瘤

C. Ⅰ型神经纤维瘤   D. 黑色素瘤

E. 家族性腺瘤性息肉病

3. 经常出现在同一类肿瘤细胞内并能够在肿瘤细胞中稳定遗传的染色体称为( )。

A. Ph 染色体   B. 标记染色体

C. 特异性标记染色体   D. 非特异性标记染色体

E. 以上都不是

4. 下列属于 Burkitt 淋巴瘤的特异性标记染色体的是( )。

A. Ph 染色体   B. $14q^+$ 染色体   C. $22q^-$ 染色体

D. $22q^+$ 染色体   E. $17q^+$ 染色体

5. 下列属于慢性粒细胞性白血病的特异性标记染色体的是( )。

A. Ph 染色体   B. $14q^+$ 染色体   C. $22q^-$ 染色体

D. $22q^+$ 染色体   E. $17q^+$ 染色体

三、填空题

1. 癌家族的特点主要有_____、_____、_____、_____。

2. 标记染色体可分为_____、_____两类。

3. 癌基因包括_____、_____或_____。

四、简答题

1. 癌家族与家族性癌的区别有哪些?

2. 简述 Ph 染色体的临床意义。

(吴常伟)

扫码看答案

第十二章
群体遗传学

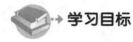

学习目标

说出：基因频率、基因型频率、遗传负荷、遗传漂变等概念。
知道：遗传平衡定律的内容；突变与选择对遗传平衡影响；近亲婚配的有害性。
应用：应用遗传平衡定律解决群体遗传学中的一些问题。

群体是指同一物种生活于某一地区并能相互交配产生具有繁殖能力后代的个体群。群体遗传可利用孟德尔定律来分析，所以遗传学群体又称孟德尔群体。群体遗传学是研究群体的遗传结构及其变化规律的学科，主要是应用数学的原理和方法研究群体的基因频率和基因型频率，探讨基因突变、选择、迁移等因素对群体遗传结构的影响从而导致群体基因频率变化的规律。医学群体遗传学是探讨人类致病基因在群体中的分布及其变化规律，了解遗传病在群体中的发生、发展和分布规律，为预防、监测遗传病提供重要信息和措施的一门学科。

第一节　基因频率与基因型频率

群体的遗传结构，即群体的遗传组成，指群体内的基因及基因型的种类和频率。群体中的遗传基因和基因型需要保持平衡，才能保证人种的世代繁殖。我们将一个群体所具有的全部遗传信息或全部基因称为基因库（gene pool）。人种分为许多不同的亚群体，其中最大的通常称为种族。不同的大群体，其基因库也是不同的。一个个体的全部基因只代表基因库的一小部分。在研究群体变化、群体中遗传病的变化时，需要了解遗传病的发病率，这就要了解某一等位基因的存在及其变化情况，分析并计算基因频率和基因型频率。

一、基因频率和基因型频率

群体遗传学研究的基本问题是群体基因频率和基因型频率的变化。基因频率（gene frequency）是指群体中某一等位基因的数量占该位点上全部等位基因总数的比率。基因频率也就是等位基因频率(allele frequency)。任何一位点上的全部基因频率总和必定等于1。例如,一对等位基因 A 和 a,A 的基因频率为 p,a 的基因频率为 q,则 $p+q=1$。

基因型频率(genotypic frequency)是指一个群体中某特定基因型的个体数占群体中全部个体总数的比率。例如,一对等位基因 A 和 a 在群体中有三种基因型:AA、Aa 和 aa,基因型 Aa 的频率就是在群体中基因型 Aa 的个体数占全部个体总数的比率。假设基因型 AA 的频率为 D,基因型 Aa 的频率为 H,基因型 aa 的频率为 R,则 $D+H+R=1$。

二、基因频率与基因型频率关系

群体内特定基因座位上的基因频率可根据有关基因型的实例数或基因型频率估算。基因频率和基因型频率的关系式的推导如下。

设 N 个个体组成的群体中,有一对等位基因 A 和 a,三种基因型 AA、Aa、aa 的个体数分别为 n_1、n_2、n_3,$n_1+n_2+n_3=N$,则三种基因型频率分别为:

基因型 AA 的频率:$D=\dfrac{n_1}{N}$,

基因型 Aa 的频率:$H=\dfrac{n_2}{N}$,

基因型 aa 的频率:$R=\dfrac{n_3}{N}$,

由于每个 AA 带有两个 A 基因,每个 Aa 个体带有一个 A 基因和一个 a 基因,于是 A 的基因频率 p 为:

$$p=A\ 基因的数目/基因总数=\frac{2n_1+n_2}{2N}=\frac{n_1}{N}+\frac{1}{2}\times\frac{n_2}{N}=D+\frac{1}{2}H$$

同理 a 基因的频率 q 为:

$$q=a\ 基因的数目/基因总数=\frac{2n_3+n_2}{2N}=\frac{n_3}{N}+\frac{1}{2}\times\frac{n_2}{N}=R+\frac{1}{2}H$$

公式 $p=D+\dfrac{1}{2}H$ 和 $q=R+\dfrac{1}{2}H$ 显示群体中的基因频率等于相应纯合基因型的频率加上 $\dfrac{1}{2}$ 杂合基因型的频率。

第二节 遗传平衡定律

一、遗传平衡定律

由于等位基因间的显性、隐性区别,如白化病(AR)隐性致病基因的作用被掩盖,那么隐性致病基因在传代过程中逐渐消失从而不再出现白化病? 1908 年英国数学家 Hardy 和德国医生 Weinberg 分别证明,在一定条件下,群体中的基因频率和基因型频率在世代传递中保持不变,这一规律称为遗传平衡定律(law of genetic equilibrium),或称 Hardy-Weinberg 定律。其一定条件为:①群体很大或无限大;②群体中的个体随机婚配;③没有突变产生;④没有任何形式的选择;⑤没有大规模迁移和漂变。

设人群中某一位点有等位基因 B 和 b,它们的频率分别为 p 和 q,$p+q=1$。群体中个体之间随机婚配,精子与卵子结合的类型及频率见表 12-1。

表 12-1　精子和卵子结合的类型及基因型频率

卵子 ＼ 精子	基因 B(p)	基因 b(q)
基因 B(p)	基因型 BB(p^2)	基因型 Bb(pq)
基因 b(q)	基因型 Bb(pq)	基因型 bb(q^2)

精子与卵子结合形成下一代,下一代存在 BB、Bb、bb 三种基因型,基因型频率分别为:$D=p^2$、$R=q^2$、$H=2pq$。下一代的基因频率为:$p_1=D+1/2\times H=p^2+1/2\times 2pq=p(p+q)=p$,$q_1=R+1/2\times H=q^2+1/2\times 2pq=q(q+p)=q$。可见下一代的基因频率与亲代的相同。同理,随机婚配的下二代的基因型频率和基因频率与下一代也相同。依次类推,一个随机婚配群体,如果达到上述平衡条件,群体的基因频率代代相传,保持不变,而且不论群体起始基因频率如何,经过一代随机交配后,群体的基因型频率将达到平衡,该群体的基因频率和基因型频率也代代保持不变。

因此一个群体达到遗传平衡时,基因频率与基因型频率关系可用二项式平方展开表示,即 $(p+q)^2=p^2+2pq+q^2=1$。其中 p^2 是基因型 BB 的频率,$2pq$ 是基因型 Bb 的频率,q^2 是基因型 bb 的频率。BB:Bb:bb$=p^2:2pq:q^2$。如果一个群体达到此状态,就是达到遗传平衡,即为一个遗传平衡的群体。如果没有达到这个状态,就是一个遗传不平衡的群体。一个遗传不平衡的群体只需要经过一代的随机婚配,将达到遗传平衡状态。

二、遗传平衡定律的实际应用

(一)判断群体是否为遗传平衡群体

一个群体如果处于 BB:Bb:bb$=p^2:2pq:q^2$ 状态,就是一个遗传平衡群体,否则就是一个遗传不平衡群体。判断方法:首先计算某一群体的实际基因频率和基因型频率;然后应用二项式平方公式展开,根据基因频率求出平衡状态时基因型频率的理论值,将实际值与理论值相比较,进行判断,得出结论。

例如某一群体,纯合子 BB 的频率为 0.64,杂合子 Bb 的频率为 0.32,纯合子 bb 的频率为 0.04。问这个群体是否平衡?

根据公式 $p=D+1/2\times H$,$q=R+1/2\times H$,基因 A 的频率为 $p=0.64+1/2\times 0.32=0.80$,基因 a 的频率为 $q=0.04+1/2\times 0.32=0.20$,那么预计群体平衡时,BB、Bb、bb 三种基因型频率的理论值为:BB 的频率为 $p^2=0.80\times 0.80=0.64$,Bb 的频率为 $2pq=2\times 0.80\times 0.20=0.32$,bb 的频率为 $q^2=0.20\times 0.20=0.04$。通过计算,基因型的实际观察值与理论值完全相符,可以判断该群体为平衡群体。但是,如果经过计算,基因型的实际观察值与理论值不相符,也不能断然下结论认为该群体为非平衡群体,还要通过 χ^2 显著性检验进行判断。

（二）应用遗传平衡定律计算基因频率

由于人类群体中大多数遗传性状都处于遗传平衡状态，据此可计算等位基因频率，如常染色体隐性遗传病中的隐性基因频率的计算。

已知某种常染色体隐性遗传病在一特定人群中发病率（q^2），通过群体的发病率就可以计算出这个致病基因频率和各种基因型频率。如白化病（AR）的发病率 q^2 为 1/10 000，即 aa 的基因型频率，则致病基因（a）频率 $q=\sqrt{1/10000}=1/100=0.01$；基因 A 的频率 $=1-0.01=0.99$，AA 纯合子的频率为 $p^2=0.99\times0.99=0.98$；而杂合子 Aa 携带者的频率为 $2pq=2\times99/100\times1/100\approx1/50\approx0.02$，杂合子 Aa 的基因型频率约为致病基因频率的 2 倍。因此，意味着每个受累的个体将有 200 个左右在临床上无症状的携带者。所以，已知群体发病率，就可以得出隐性致病基因频率，进而推出其等位基因频率以及各种基因型频率。

第三节　影响遗传平衡的因素

由于自然界中任何时刻都可能发生突变和选择，符合遗传平衡定律的群体只是一个理想的群体，在人类社会中并不存在这种理想群体，只有近似符合平衡条件的理想群体。由于自然界中影响群体的基因频率的因素很多，如突变、选择、遗传漂流、迁移和近亲婚配等，所以在分析遗传平衡时，必须考虑影响遗传平衡的因素，将这些因素逐个剔除，使理论分析逐渐接近于客观的真实群体，最后获得真实群体的遗传结构及其变化规律。

一、突变

突变和选择是改变群体遗传结构的重要因素，是生物进化的重要保证。自然界中普遍存在着突变现象，每个基因发生突变的概率称为突变率（mutation rate）。一般用每代中每一百万个基因中发生的突变数来表示，即 $n\times10^{-6}$/代。突变对遗传平衡的影响有正负两个方面，如一对等位基因 A（显性）和 a（隐性），由显性基因（A）突变为隐性基因（a）的过程，称为正向突变（forward mutation），其突变率以 u 表示；由隐性基因（a）突变为显性基因（A）的过程，称为回复突变（reverse mutation），其突变率以 v 表示。设 a 基因的频率为 q，A 基因的频率为 $p=1-q$，A 基因的突变率为 u，a 基因的突变率为 v，这样，每一代中就有 pu 或 $(1-q)u$ 的基因 A 突变为 a，也有 qv 的基因 a 回复突变为 A。若 $(1-q)u>qv$ 时，则 a 基因频率将增加或 A 基因频率将减少；反之，$(1-q)u<qv$ 时，则 a 基因频率将减少或 A 基因频率将增加；当 $(1-q)u=qv$ 时，A 或 a 基因频率保持不变，达到平衡状态。根据公式 $(1-q)u=qv$ 可以得出：

$$u-qu=qv$$
$$u=qu+qv=q(u+v)$$
$$q=u/(u+v)$$
$$p=v/(u+v)$$

在此情况下，突变频率完全由 u 和 v 来决定。突变有时导致一个基因功能的丧失或变化,进而产生有害效应,因此有突变就会面临选择,如果选择是中性,即中性突变(neutral mutation),这种突变型既无害处亦无益处,选择性就不显著。如我国汉族人群中,对苯硫脲(PTC)缺乏尝味能力的味盲(tt)的频率为 9%,味盲基因(t)的频率为 0.3,这里 $u=0.9\times10^{-6}$/代,$v=2.1\times10^{-6}$/代,$q=u/(u+v)=0.9/(0.9+2.1)=0.30$,PTC 味盲基因(t)就可看成是来源于中性突变,它对人体既无特殊益处,也无明显的害处,选择作用也不明显。

二、选择

选择是突变的必然结果,在群体中由于基因型的差别而导致生活力和生殖力的差别。选择对遗传平衡的作用是增加或减少个体的适合度(f)。选择作用的大小常用适合度和选择系数来表示。

(一) 适合度

适合度(f)是指个体在一定环境条件下,一个个体能生存并将其基因传给下一代的能力。一个个体的适合度与其生存力和生殖力有关,可以说是生存和生育率联合效应的最后结果。一个个体尽管身体强壮,具有生存的竞争能力,对环境适应能力很强,但他没有繁殖能力,不会留下后代,其基因也不会传给后代,其适合度就等于 0。由此可见,个体的适合度最终由其繁殖能力决定。因而适合度的大小一般可用相对生育率来衡量。例如,软骨发育不全症是一种常染色体显性遗传病,有矮小、指短、头大、低鼻梁、前额大等体征。调查108 例本病的患者,他们共生育 27 个儿女,而他们的正常同胞 457 人中共生育 582 个子女,如以正常人的生育率为 1,该病患者的相对生育率,即适合度 $f=(27/108)/(582/457)=0.1963$。这样表明软骨发育不全患者的适合度为 0.1963。人们可用类似方法求得其他遗传病患者的适合度。

(二) 选择系数

选择系数(selection coefficient)是指在选择作用下,降低了的适合度。它是测量某种基因型不利生存的程度,又称选择压力。选择系数是与适合度有关的概念,并以此来表示选择的作用,一般用 s 表示,它表明 s 与 f 的关系是:$s=1-f$。如软骨发育不全患者的适合度 0.3,其选择系数 $s=1-0.3=0.7$。

(三) 选择与群体中的平衡多态性

当选择压力向两个方面进行时,一方面是有害等位基因的维持,另一方面是它们的消除。平衡多态性(balanced polymorphism)是指在一个群体中,只要等位基因存在,就会有两种或两种以上的基因型存在,其中频率最低的等位基因频率也远远高于仅靠突变所能维持的基因频率。因此,除了突变之外,一定有其他的补偿机制来维持这些等位基因,群体才能保持遗传平衡,形成平衡多态性。

人类许多基因座位都存在着多态性,最稳定的多态性是突变基因由于有选择基因优势而形成。例如,镰状细胞贫血,在非洲黑人中,其纯合子患者(HbS HbS)可高达 4%,HbS 与 HbA 的基因频率分别为 0.2 和 0.8。纯合子一般在成年前死亡,不会将基因 HbS 传给下一代,杂合子隐性基因携带者在群体中可高达 32%,这是因为杂合子的血蛋白结构有抗疟性,其适合度略高于正常人（HbA HbA），这样,在恶性疟疾流行时,杂合子（HbA HbS）具有选择优势。杂合子的这种选择优势补偿纯合子患者死亡所失去的隐性基因（HbS）,因而维持群体中的平衡多态性。类似的情况还有其他的有害基因,如地中海贫血等的有害基因。它们之所以能在一定群体中维持较高的基因频率,就是因为有抗疟性使杂合子受到保护。

三、迁移与遗传漂变

（一）迁移

迁移或称移居（migration）是指具有某一基因频率的一部分群体,因某种原因移至基因频率不同的另一群体,并杂交定居,从而改变原来群体的基因频率,这种影响也称迁移压力。迁移压力的增强可使某些基因从一个群体有效地散布到另一群体中。大规模的迁移会形成强烈的迁移压力引起群体遗传结构的改变。迁移压力的大小一般取决于:迁出和接受群体间基因频率的差异;每代移入个体（基因）的数量。迁移压力的增强可使某些基因从一个群体有效地散布到另一个群体,称为基因流（gene flow）。因为大群体间,由于迁移而造成基因流,使群体间的基因差异逐渐消失。基因差异消失的快慢,取决于移居群体与接受群体间该基因频率的差异和每代移入基因的比例。小群体移入大群体影响小,大群体移入小群体影响大。对 ABO 血型不同等位基因频率在世界群体中分布的调查,提供了基因流一种很好的例证。ABO 血型的 I^B 等位基因频率从东亚的 0.30 降至西欧的 0.06,就是由于 I^B 基因在东方的原始突变后逐渐扩散到更多的西欧群体中。从东亚到西欧,由原来的 20%～30% 逐渐下降至 10%～20%、10%～15%、5%～10%、0～5%。又如对味盲（苯硫脲的尝味能力缺乏,tt）的调查发现,在欧洲和西亚白人中,味盲基因（t）频率＝0.60。在我国汉族人群中,味盲基因（t）频率＝0.30。而在我国宁夏一带聚居的回族人群中,味盲基因（t）频率＝0.45。可能原因:在唐代,欧洲和西亚的人,尤其是波斯人沿丝绸之路到长安进行贸易,而后又在宁夏附近定居,由与汉族人婚后形成的基因流所致。

（二）遗传漂变

由于某种机会,某一等位基因频率的群体（尤其是在小群体）中出现世代传递的波动现象称为遗传漂变（genetic drift）,也称为随机遗传漂变。由于群体较小,所以等位基因在传递过程中会使有的基因固定下来而传给子代,有的基因则丢失,最终使该基因在群体中消失,从而改变了群体的遗传结构。在大群体中,不同基因型个体所生子女数的波动,对基因频率不会有明显影响。小群体的人数少,并与大人群相隔离,这种社会和地理因素形成的小群体,A 基因固定（A＝1）,而 a 基因人很少,a 基因的人如无子女,则 a 基因就会较快在人群中消失,造成此小群体中基因频率的随机波动。这种漂变与群体大小有关,群体越小,漂变速度越快,甚至 1～2 代就造成某个基因的固定和另一基因的消失而改变其遗传结构,而大群体漂变则慢,可随机达到遗传平衡（图 12-1）。

一些异常基因频率在小隔离群体中特别高,可能是由于该群体中少数始祖所具有的基因,由于遗传漂变而逐渐达到较高水平,这种现象称为建立者效应（founder effect）。例如,太平洋的东卡罗林岛中有 5% 的人患先天性色盲。据调查,在 18 世纪末,因台风侵袭,岛上只剩 30 人,由他们繁殖成今天 1600 余人的小群体,5% 的色盲,可能只是最初 30 人建立者的某一个人是携带者,其基因频率 $q=1/60＝0.016$,经若干世代的隔离繁殖,q 很快上升至

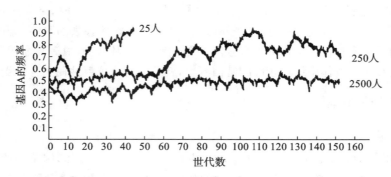

图 12-1 计算机模拟遗传漂变对基因频率的影响

0.22,这就是建立者效应。

四、近亲婚配

近亲婚配是指 3~4 代内具有共同祖先的个体之间的婚配(图 12-2)。在这种婚配情况下,由于夫妇双方都可能遗传共同祖先的同一基因,而又可能把该同一基因传给他们的子女。这样,同一基因纯合概率会增加,所以近亲婚配可导致常染色体隐性遗传病的发病率在后代中大大增高,多基因病亦是如此。因此禁止近亲婚配对降低遗传病的发病率,提高人类的遗传素质具有深远意义。

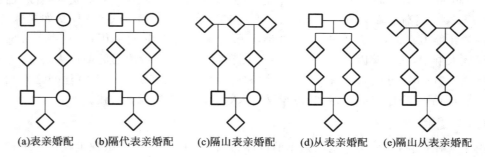

(a)表亲婚配　(b)隔代表亲婚配　(c)隔山表亲婚配　(d)从表亲婚配　(e)隔山从表亲婚配

图 12-2 我国过去常见的近亲婚配形式图解

有亲缘关系的配偶,从他们共同的祖先得到同一基因,又将该基因同时传递给他们子女而使之成为纯合子的概率称为近婚系数(inbreeding coefficient,F)。这样,子女获得的这一对基因不仅性质相同,而且来源也相同,称遗传上完全相同。近婚系数表示近亲婚配后代基因纯合的可能性。例如,常染色体基因近婚系数:$F=4\times(1/2)^n$ 或者 $F=2\times(1/2)^n$。这里,当近亲婚配的两个个体有两个共同祖先时,近亲婚配后代有 4 种纯合类型,故用 $4\times$表示;有一个共同祖先时,近亲婚配后代有 2 种纯合类型,故用 $2\times$表示;n 为共同祖先的等位基因传给近亲婚配后代使之纯合所需的步骤数,如表兄妹婚配中常染色体基因近婚系数的计算:$F=4\times(1/2)^6$,叔侄女婚配中常染色体基因近婚系数的计算:$F=4\times(1/2)^5$,可以利用近婚系数计算后代的发病风险,这也是研究近婚系数的重要意义。

五、遗传负荷

遗传负荷(genetic load)是指一个群体由于致死基因或有害基因的存在而使其适合度

降低的现象,有人描述为整个群体遗传的无能性。因为致死基因是经突变产生的,可使生物在成年前死亡,其基因不能传于下一代,当然也就不利于生物个体的生存和延续后代。

遗传负荷一般用一个群体中每个个体平均带有的有害基因或致死基因的数量来衡量。它包括突变负荷和分离负荷。突变负荷是一个群体中反复发生的突变产生了致死或亚致死基因。由于这些基因的积累,形成选择上不利的纯合子,从而使群体平均适合度降低。分离负荷(segregation load)是指有害基因从有利的杂合子分离而产生选择不利的纯合子,从而使群体由较高适合度的杂合子形成较低适合度的纯合子。遗传负荷有不同的估算方法。据估计,我国人群中至少每人有 5 个有害基因以杂合方式存在。凡是影响基因频率的因素都可影响遗传负荷,因此要改变群体的遗传结构,淘汰有害基因,降低人类的遗传负荷,提高全民族的遗传素质,是一个非常严峻的工作,需要多方面的长期努力。

小 结

群体是指同一物种生活于某一地区并能相互交配产生具有繁殖能力后代的个体群。一个群体内的全部基因或遗传信息称基因库。基因频率是指群体中某一基因座位上某特定基因出现的数量与该位点上可能出现的全部等位基因总数的比率。基因型频率指一个群体中某特定基因型个体数占个体总数的比率。群体中的某基因的频率等于相应纯合基因型的频率加上 1/2 杂合基因型的频率。

在一定的条件下,群体的基因频率和基因型频率将代代保持不变称为遗传平衡定律,又称 Hardy-Weinberg 定律。平衡群体的基因频率和基因型频率符合下列公式:$(p+q)^2 = p^2 + 2pq + q^2 = 1$,也就是说在平衡群体中,AA、Aa、aa 三种基因型频率的比为 $p^2 : 2pq : q^2$。利用上述公式可判断群体是否平衡并计算基因频率及基因型频率。

影响遗传平衡的因素:突变、选择、迁移、遗传漂变及近亲婚配。其中突变、选择、迁移和近亲婚配的作用方向是可以预测的,而漂变的作用方向是不定的,即无法预测。突变和选择往往同时作用于同一群体,从而使遗传病保持着相对恒定的发病率。

遗传负荷是指在一个群体中由于致死基因或有害基因的存在而使群体适合度降低的现象。一般用群体中每个个体平均所携带有害基因或致死基因的数量来衡量。

能力检测

一、名词解释
基因库 适合度 遗传漂变 迁移 近婚系数 遗传负荷
二、简答题
1. 简述遗传平衡定律内容和影响遗传平衡的因素。
2. 遗传负荷可分为哪几种类型?
三、分析题
1. 在一个大的群体中,存在 BB、Bb、bb 三种基因型,它们的频率分别为 0.2、0.7、0.1。请问:
(1) 这个群体中等位基因的频率各是多少,群体遗传是否平衡?

（2）随机交配一代后，等位基因频率和基因型频率各是多少，群体遗传是否平衡？

2. 在一个遗传平衡的群体中，某种遗传病（AR）的发病率为 0.000025，请问：

（1）携带者的频率为多少？

（2）携带者与患者之比为多少？

（吴常伟）

扫码看答案

第十三章
遗传病的诊断与治疗

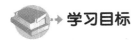 **学习目标**

> **说出**：基因诊断、基因治疗、携带者检出等概念。
> **说出**：遗传病诊断主要方法；遗传病临床诊断步骤；遗传病治疗主要手段。
> **知道**：基因诊断的原理。

随着生物医学的快速发展和人民生活水平的不断提高，遗传性疾病的诊断和治疗已经成为人们越来越关心的问题，掌握一些遗传病诊断方法与治疗措施，可有效地降低遗传病发病率，缓解遗传病患者痛苦，减少社会负担，提高人口素质。

第一节　遗传病的诊断

遗传病的诊断是指医生或遗传病工作者确定某病是否为遗传性疾病所做出的诊断。根据诊断时期的不同，可分为产前诊断、症状前诊断和现症患者诊断。产前诊断即在婴儿出生前确定其是否患有遗传病；症状前诊断即在症状出现之前确认其是否患有遗传病；现症患者诊断是当患者出现了一系列的临床症状之后对其进行诊断。前两种诊断均可较早地确诊遗传病患者或携带者，便于及早采取预防措施。

确诊某病是否为遗传病，往往是比较困难的，除采用一般疾病的诊断方法外，还必须辅以遗传学特殊的诊断方法，如系谱分析、皮纹分析、细胞遗传学检查、生化检查、基因诊断等。

一、病史和体征

遗传病的临床诊断与普通疾病的诊断步骤基本相同，包括听取患者的主诉、询问病史、查体等。

（一）询问病史

在进行遗传病的临床诊断时，除了解一般病史外，还应着重了解患者的家族史、婚姻史和生育史。家族史即整个家系患同种病的历史,能充分反映患者父系和母系各家族成员的发病情况;了解家族史是决定患者是否患遗传病的重要手段,应注意患者或代述人的文化程度、精神状态与思维记忆能力等因素是否影响所提供资料的准确性。询问患者婚姻史时应着重了解结婚的年龄、次数、配偶的健康状况及是否为近亲婚配。询问患者生育史应着重询问生育年龄、生育子女数及其健康状况,有无流产、死胎、早产史,孕早期是否患过病毒性疾病或接触过致畸因素,分娩过程中是否有过窒息和产伤等。

智力低下可由多种因素引起,其中相当一部分患者是由于遗传物质损伤造成的,如染色体病患者、单基因病患者(如苯丙酮尿症患者)等。但是如果母亲怀孕期间患过风疹、肝炎和梅毒等疾病以及新生儿的窒息、产伤、脑炎、脑膜炎、头颅外伤和内分泌失调等同样可引起儿童的智力低下。这就需要把病史、家族史、生育史、婚姻史一并了解,进行综合分析判断,以初步确定是否是遗传病并开展实验室检查确诊。

一位 26 岁妇女因胸部肿块就诊,医生认为她年轻而没有认真地考虑乳腺癌发生的可能性,建议她 6 个月后复诊。4 个月后,她因严重背痛而再次就诊,确诊是乳腺癌发生骨转移的结果。随后获得的家族史显示她的一个姐姐 26 岁时死于乳腺癌转移,另一个姐姐 28 岁时做过乳腺癌双侧扩大切除术。从此病例可见,准确而全面了解病史特别是家族史不仅关系到疾病的准确诊断,而且直接关系到治疗效果和患者的生存期。

（二）症状与体征

同种遗传病患者和某些普通疾病患者的症状与体征一样是有共性的,但大多数遗传病在婴幼儿期即有特殊的症状出现,而且这些症状持续存在,据此可与一般疾病相区别。常见遗传病患者全身各部分特异性表现见表 13-1。

表 13-1 常见遗传病患者全身各部分特异性表现

部 位	临 床 表 现
一般表现	发育迟缓、智力低下、出生体质差、哭声异常等
头	小颅、尖颅、方颅、前囟门未闭、脑积水、枕骨扁平、满月脸、脸中部发育不全等
眼	眼距宽、小眼裂、外眼角上斜、虹膜缺损、内眦赘皮、白内障、蓝巩膜、斜视、眼球震颤、色觉异常等
鼻	低鼻梁、鼻根宽大、鼻孔前倾等
口与颌	唇裂、腭裂、小口畸形、巨舌、舌裂突出、腭发育不全、下翻嘴、鲤鱼嘴、下颌突出、小颌、齿畸形等
耳	小耳、巨耳、低位耳、角状耳、耳轮翻转、耳道畸形、耳聋、耳轮隆突、鼓耳翼等
颈	蹼颈、缩颈、宽颈、后发迹低等
胸	盾状胸、漏斗胸、鸡胸、乳间距宽、乳房发育异常、横膈突出等
腹	脐疝、腹股沟疝、十二指肠闭锁、腹直肌分离、内脏转位、无脾、副脾、麦克尔憩室等
四肢	短肢、短指(趾)、并指(趾)、蜘蛛样指(趾)、指(趾)弯曲、平足、摇椅足;肘内翻、肘外翻、髋脱臼;肌张力增高、肌张力降低等
外生殖器及肛门	隐睾、生殖器发育不全、尿道上裂、尿道下裂、小阴茎、肛门闭锁、阴蒂肥大、大小阴唇过大或过小等
皮肤	皮肤角化过度、鱼鳞状、肤色异常(色素过多或过少)、多毛、早秃等

某些遗传病有其特殊的症候群,为诊断提供线索。如:智力低下同时伴有鼠臭尿味提示苯丙酮尿症;有特殊猫叫样哭声的患儿应考虑5p-综合征;而智力发育不全、生长迟缓、头面部畸形、先天性心脏病、皮纹改变可能是染色体畸变综合征。应根据不同症状,通过相关实验室检查确诊。此外,同一种遗传病在同一家系的不同个体会有不同的表现,如先天性成骨发育不全主要表现为骨脆易骨折、蓝色巩膜、传导性耳聋。由于基因表现度不同,这些症状在同一个家庭的不同成员中,有人可能均有,有人只有其中一个或两个症状,这也是遗传病的特征之一。

二、系谱分析

系谱分析是分析遗传病尤其单基因病的主要方法。进行系谱分析的步骤:首先调查先证者家系成员信息,绘制系谱,然后明确是否为遗传病;如果是遗传病,则确定其类型;如果是单基因病,要确定是属于哪一种遗传方式;然后确定家系中每个成员的基因型,并按遗传规律估计可疑杂合体风险及其子女的发病风险,最后对家系中每个成员提出处理意见。在采集系谱中,应重点记录家族史、婚姻史和生育史。另外对于收养、过继、近亲婚配和非婚生育等情况,须予以特别注意,以保证系谱分析的系统性、完整性和可靠性。

进行系谱分析时,应注意以下几点:①采集病史时,态度要热情诚恳,讲清采集病史的目的和对分析疾病的重要性,当涉及个人及家庭隐私时,要耐心解释,以取得患者的信任与合作,收集到详细、真实、可靠的资料。一个完整的系谱应有三代以上家庭成员的患病情况、婚姻状况及生育情况。②采集家族史时,对患者的有关家庭成员都要详尽调查,不要遗漏,当涉及遗传病某些死亡病例要尽可能亲自检查,还应了解家族中表现正常的携带者。③遇到"隔代遗传"时,要注意区分是外显不全,还是隐性遗传所致;当系谱中除先证者外,找不到其他患者,呈散发现象时,须认真分析是常染色体隐性遗传所致,还是由新的基因突变引起的。

三、皮纹分析

皮肤纹理简称皮纹,是在胚胎发育的第12～13周形成。人体的皮肤由真皮和表皮组成。真皮乳头向表皮突起形成许多整齐的乳头线,称为嵴纹。嵴纹之间凹陷的沟称为皮沟。嵴纹和皮沟组成了人的皮肤。人的皮纹形成后终生不变,是遗传因素与环境因素共同作用的结果,属多基因遗传,具有个体特异性。随着对染色体的深入研究,发现皮纹与遗传病特别是染色体病有关,故皮纹分析可作为遗传病诊断的一种简便易行的辅助手段。

(一)正常皮纹

1. 指纹 指纹即手指末端腹面的皮肤纹理。根据指纹中三叉点的有无及数量将指纹分为弓形纹、箕形纹和斗形纹。所谓三叉点是指示3个方向走行的嵴纹区的交汇点。

(1)弓形纹:弓形纹没有三叉点,嵴纹从一侧走向另一侧,中间隆起呈弓状,可分为简弓纹和帐弓纹(图13-1)。嵴纹在中间较平坦的称为简弓纹。嵴纹在中间隆起呈帐篷状称为帐弓纹。

(2)箕形纹:箕形纹有1个三叉点,嵴纹自一侧发出,斜向上弯曲后,再折回原侧,形似簸箕。发生弯曲的顶端为箕头,下方开口处称箕口。箕口朝向尺侧(小指侧)的称正箕(或

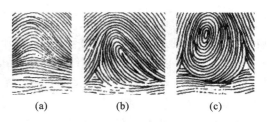

图 13-1　常见指纹类型图

(a)弓形纹；(b)箕形纹；(c)斗形纹

尺箕)，朝向桡侧(大拇指侧)的称反箕(或桡箕)。

(3)斗形纹：斗形纹有 2 个或 2 个以上的三叉点。嵴纹走向呈同心环形或螺旋形的斗形纹称为一般斗；由两组箕形纹组成的斗形纹，称为双箕斗。

2. 嵴纹计数　从指纹中心到三叉点画一直线，计算直线通过的嵴纹数目，称为嵴纹计数(图 13-2)。弓形纹没有三叉点，嵴纹计数为 0；箕形纹有 1 个三叉点，嵴纹计数有 1 个数值；斗形纹一般有 2 个三叉点，嵴纹计数有 2 个数值，一般取两个计数中较大的数值。双箕斗分别先计算两指纹中心与各自相邻的三叉点连线所通过的嵴纹数，再计算两圆心连线所通过的嵴纹数，然后将三个数值相加起来的总数除以 2，即为该指纹的嵴纹计数。将双手 10 个手指的嵴纹计数相加之和，称为总指嵴数(简称 TFRC)。染色体病患者的 TFRC 值与正常人的相比有明显的差异。对于性染色体数目异常的患者而言，有随 X 染色体数目增多而 TFRC 值减小的趋势，例如，据统计 XY 个体 TFRC 值为 145，XX 个体的为 127，XXX 个体的为 109，XXXXY 个体的为 49.4 等，故统计 TFRC 值可以作为诊断某些染色体疾病的辅助指标。

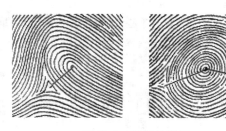

图 13-2　嵴纹计数图

3. 掌纹　掌纹是指手掌上的皮纹(图 13-3)。

(1)大鱼际区：位于拇指的下方。

(2)小鱼际区：位于小指的下方。

(3)指间区：从拇指到小指的指根部之间的区域，分为 I_1、I_2、I_3、I_4 四个小区，各有一定的纹理。

(4)三叉点：在食指、中指、无名指及小指的基部各有一个三叉点称指基三叉点，分别用 a、b、c、d 表示。由指基三叉点 a、b、c、d 各自引出一条主线，依次称为 A 线、B 线、C 线、D 线。在手掌靠近腕关节褶线处，大约在无名指正下方，有一个三叉点称为轴三叉点，简称 t 点。t 点位置的高低对某些遗传病的诊断有重要的参考意义。

(5)∠atd：t 点到 a、d 指基三叉点的连线所构成的夹角。正常人∠atd 的度数平均约为 41°。若 t 点远移,则∠atd 角度数增大。∠atd 小于 45°,轴三叉点用 t 表示;∠atd 在 45°~56°之间,轴三叉点用 t' 表示;当∠atd 大于 56°时,轴三叉点用 t'' 表示(图 13-4)。

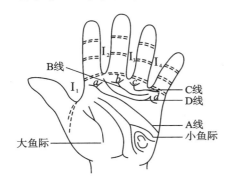

图 13-3 正常人手掌的掌纹

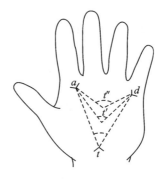

图 13-4 轴三叉及∠atd 的测量图解

4. 褶纹 在手掌和手指关节弯曲处明显可见的褶线,分别称为掌褶纹和指褶纹。正常人手掌中有三条大的褶纹:远侧横褶纹、近侧横褶纹和大鱼际褶纹。正常人的指褶纹除拇指只有一条外,其他 4 指都有二条指褶纹。它们的变化在某些遗传病的诊断中有一定的价值。

根据手掌三条褶纹的分布和走向,掌褶纹分为普通型、通贯手、悉尼手、变异Ⅰ型、变异Ⅱ型(图 13-5)。

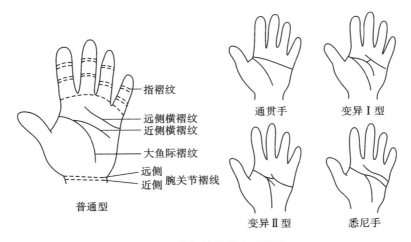

图 13-5 掌褶纹及其变异类型

(1)普通型:远侧横褶纹与近侧横褶纹不相连接。

(2)通贯手:远侧横褶纹与近侧横褶纹汇合成一条褶线横贯手掌,又称为猿线。

(3)悉尼手:近侧横褶纹单独通贯全掌,而远侧横褶纹走行正常,此种手掌多见于澳大利亚的悉尼人。

(4)变异Ⅰ型:近侧横褶纹与远侧横褶纹不直接相连,而是彼此通过较短的褶纹相连而沟通,形如搭桥,又称桥贯手。

(5)变异Ⅱ型:近侧横褶纹与远侧横褶纹彼此相连贯通,且向上、向下各有细褶分支。

5. 足纹 正常人的脚趾和脚掌上也有皮肤纹理,但目前临床实际应用时,主要参考踇趾球部的皮肤纹理变化。踇趾球部皮肤纹理有弓、箕、斗三种图形,按照皮肤纹理走向的不同,可分为远侧箕形纹、斗形纹、腓侧箕形纹、胫侧箕形纹、近侧弓形纹、腓侧弓形纹、胫侧弓形纹七种类型(图 13-6)。

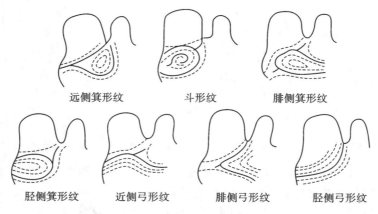

远侧箕形纹　　　　斗形纹　　　　腓侧箕形纹

胫侧箕形纹　　近侧弓形纹　　　腓侧弓形纹　　　胫侧弓形纹

图 13-6 踇趾球部皮纹类型

(二)遗传病患者的皮纹

在各种遗传病中,以染色体病患者皮纹的特征性改变较多见(表 13-2)。

表 13-2 常见染色体病患者的皮纹特征

病　例	指　纹	掌　纹	踇趾球部纹理
21 三体综合征	尺箕比例高于 60%,第 4 或第 5 指反箕	t',50%通贯手,第 5 指 1 条指褶纹	胫侧弓形纹
18 三体综合征	弓形纹比例极高,TFRC 值极小	25%为 t'',40%第 5 指 1 条指褶纹	正常
13 三体综合征	弓形纹较多,TFRC 值小	t'',2/3 通贯手	42%腓侧弓形纹
5p-综合征	斗形纹比例大,TFRC 值大	t',双侧或单侧通贯手	正常
45,X	大箕或小斗,TFRC 值大	t'	异常大的斗或箕形纹
47,XXY	弓形纹较多	正常	正常

应注意取样的方法,以便获得准确、清晰的资料。人群中皮纹的变异比较广泛,不少健康个体也会出现某些染色体病患者所有的特殊纹理改变,所以皮纹分析结果只能作为诊断时的参考信息,不能作为确诊的依据。

四、细胞遗传学检查

细胞遗传学检查主要有染色体检查和性染色质检查。

(一)染色体检查

染色体检查又称核型分析,是诊断染色体病的主要方法。近年来染色体高分辨显带技术和染色体原位杂交技术的出现,使染色体病的诊断和定位更加准确。染色体检查标本可以来自外周血、绒毛、羊水脱落的细胞和脐血、皮肤等各种组织。染色体检查适用于染色体畸变综合征的诊断。

染色体检查的指征有:①明显智力发育不全、生长迟缓或伴有先天畸形者;②习惯性流产者;③原发性闭经和女性不孕患者;④无精子症、小睾丸等男性不育患者;⑤两性内外生殖器畸形者;⑥35 岁以上的高龄孕妇;⑦智力低下伴有大耳朵、大睾丸或多动症患者;⑧X 染色质和 Y 染色质异常者;⑨恶性血液病患者。

(二)性染色质检查

性染色质检查包括 X 染色质和 Y 染色质检查,一般作为染色体检查的辅助性手段。检查材料可取自口腔或阴道黏膜、羊水细胞及绒毛膜细胞等。性染色质检查对于确定胎儿性别、两性畸形及性染色体数目异常所致疾病的诊断具有一定意义,但确诊仍须进行染色体检查。

(三)荧光原位杂交检查

荧光原位杂交(fluorescence in situ hybridization,FISH)是用不同荧光颜色标记已知的核酸序列(特异性 DNA)探针与细胞中期染色体或与间期 DNA 进行原位杂交的技术。其结果分析简便、客观、可靠。在羊水产前诊断、肿瘤遗传等方面得到越来越多的应用。目前已可应用 5 种荧光素不同组合同时标记人类 24 条染色体。

五、生化检查

生化检查是遗传病的蛋白质水平诊断,是以生化手段定性、定量地分析机体中的酶、蛋白质及其代谢产物,是临床上诊断单基因病的首选筛查方法。由基因控制酶、蛋白质的合成,可知基因实际上也控制细胞内一系列生化反应。基因病的本质是基因突变。由于基因突变使催化机体代谢反应的某种特定的酶发生缺陷,以致机体代谢反应受阻,其代谢中间产物、底物、终产物发生质和量的变化。通过这些物质的检测,可以反映基因的病变。例如苯丙酮尿症患者,可检查血中苯丙氨酸的含量和尿中苯丙酮酸化学呈色,若苯丙氨酸含量明显增高或过量,一般可作诊断依据。

六、基因诊断

(一)基因诊断的概念

基因诊断(gene diagnosis)是分子诊断。基因诊断是以 DNA 或 RNA 为诊断材料,应用分子生物学技术,通过检查基因的结构及其表达功能来诊断疾病的方法和过程。人类基因组测序的完成极大地推动了基因诊断在临床中的应用。基因诊断的临床意义:有助于诊断疑难疾病、预防重大疾病、预测疾病发生、改善器官移植效果、提高人口质量,使血源和各种生物制剂的安全性得到保障。基因诊断具有针对性强、特异性高、灵敏度高、适应面广等特点。基因诊断是诊断基因病最理想的手段。

基因诊断材料来源广泛。机体各种组织的有核细胞都可以作为基因诊断的材料,这是因为基因存在于所有的有核细胞中,同一机体有核细胞的基因组成都是一致的。不论基因是否表达,不论症状是否出现,基因都存在于细胞内。因此基因诊断不受个体发育阶段和实验取材的限制,即可在临床水平进行,也可在症状出现前甚至产前进行。基因诊断为遗传病的诊断开辟了新的途径。

（二）基因诊断的原理

基因诊断的基本原理就是检测相关基因的结构及其表达功能,特别是 RNA 产物是否正常。由于 DNA 的突变造成相关基因结构改变,采用特异的 DNA 探针与靶基因进行分子杂交,可以直接检测上述的变化。简单地说,就是用已知核苷酸序列测定未知核苷酸序列。核酸分子杂交是基因诊断最基本的技术。所谓核酸分子杂交,是指来源不同的两条单链核酸分子,在一定条件下按碱基互补规律形成双链的过程。杂交不仅能在 DNA 与 DNA 单链之间进行,也能在 DNA 与 RNA 单链之间进行。如用一段已知单链核苷酸顺序与未知单链核苷酸顺序进行分子杂交,若两者互补结合成双链,则表明被测 DNA 中含有已知核苷酸序列,反之则否。利用这一技术,人们制备多种已知核苷酸序列的核酸作为探针,来测定被查核酸的核苷酸序列。

（三）基因诊断的重要工具

基因诊断的重要工具是探针和限制性核酸内切酶。

探针（probe）是一段被（放射性核素或非放射性核素）标记的已知核苷酸序列,能专一地与待测基因互补杂交。探针可以与某个基因的全部或部分互补,检测不同的基因需用不同的探针。探针是基因诊断的常用工具。利用探针进行基因诊断,首先必须了解致病基因的一段碱基顺序,这样才有可能制备出相应探针。作为探针必须具备两个条件:①能与待测基因互补结合;②带有标记物。利用探针特异性地检出待测基因,就像用磁铁在乱麻中找出一根缝衣针。

限制性核酸内切酶能限制性地识别和切割一段特异的核苷酸序列,将双链 DNA 切割成小片段。限制性核酸内切酶是基因诊断的又一重要工具,已发现有 400 余种。通常限制性核酸内切酶要求严格的序列作为切割点,切点序列中有一个碱基发生变异或缺失,便不再被酶切割。

（四）基因诊断的方法

1. 等位基因特异的寡核苷酸探针杂交（allele-specific oligonucleotide probe hybridization, ASO 探针杂交） 　根据已知的致病基因和正常基因的序列,人工合成两种核苷酸探针,一种能与突变基因杂交,称为突变探针;另一种能与正常基因杂交,称为正常探针。由于合成的探针往往较短（17～30 个核苷酸）,所以被称为寡核苷酸探针。

通过严格控制的程序,将受检者的 DNA,分别与正常探针和突变探针进行杂交。如受检者基因能与正常探针杂交而不能与突变探针杂交,则受检者为正常基因纯合体;如能与突变探针杂交而不能与正常探针杂交,则为致病基因纯合体;如能与两种探针杂交,则为杂合体。此技术适用于基因的突变部位和性质已完全明了的遗传病,它可区分 1 个碱基的差别,是最早用于检测点突变的手段。

例如,镰状细胞贫血是由于编码 β 珠蛋白链的第 6 位密码子由 GAG 变为 GUG,从而使缬氨酸取代了谷氨酸。由于此种疾病的突变部位和性质已完全清楚,因而可人工合成两种探针:正常探针和突变探针。将受检者基因样本分别与两种探针杂交,根据杂交结果,可准确鉴定受检者的基因型。

2. Southern 印迹杂交 Southern 印迹杂交是由英国爱丁堡大学的 Edwin Southern 于 1975 年提出的一种检查基因组 DNA 特异序列的方法。它可用来检测 DNA 片段中是否存在与探针互补的核苷酸序列,从而判断被测基因是否正常。

例如,镰状细胞贫血患者的血红蛋白 β 链异常的原因是 β 珠蛋白基因发生了突变。正常人的 β 珠蛋白基因为……5′CCTGAGG3′……,突变后成为……5′CCTGTGG3′……限制性核酸内切酶 MstⅡ的识别位点是 CCTNAGG(N 可为任何碱基),正常的 β 珠蛋白基因可被其切割成1.15 kb 和 0.2 kb 两个片段,而突变的 β 珠蛋白基因则失去了此限制性核酸内切酶的一个切割位点,使酶切片段长度发生了改变,产生了一个 1.35 kb 片段。利用 Southern 印迹杂交检待测标本时,可以根据出现的带型来判断被检个体是患者,还是正常人。

3. 限制性片段长度多态性连锁分析 群体中的不同个性,在 DNA 核苷酸序列上存在许多差异,但并不引起表型的改变,这种差异称为 DNA 多态性。不同个体的 DNA 用同一限制性核酸内切酶切割时,DNA 片段长度出现差异。这种由限制性核酸内切酶切后,DNA 片段长度不同产生的多态性,称限制性片段长度多态性(RFLP),它可通过 Southern 印迹杂交检测。

RFLP 反映了 DNA 本身的多态性,并遵循孟德尔遗传方式,因此它是一种很好的遗传标记,只要证明一个基因与某一 RFLP 位点连锁,就可通过分子杂交对某一家系进行分析,对疾病做出诊断。例如,成年型多囊肾是一种常染色体显性遗传病,本病基因定位在 16p13,但致病基因的结构尚不清楚,基因产物的生化性质和疾病的发病机制也尚未阐明。通过家系分析,已证实该致病基因与 α 珠蛋白基因 3′端的一段卫星 DNA 序列紧密连锁,而后者在人群中具有高度的多态性,因此可以通过 RFLP 连锁分析进行诊断。当用这一段卫星 DNA 作为探针并与 PvuⅡ酶切后的家系有关成员基因组 DNA 杂交时,可见有 5.7 kb、3.4 kb 和 2.4 kb 三种片段。患者的父亲有 5.7 kb 和 3.4 kb 两种片段,母亲为 2.4 kb 纯合体,子女中凡为患者均有 3.4 kb 片段,无此片段者都正常。可见致病基因与 3.4 kb 片段连锁。某个个体如带有 3.4 kb 片段即可诊断为患者。

4. 聚合酶链反应 聚合酶链反应简称 PCR,是一种体外大量扩增 DNA 或 RNA 分子的技术,可使 DNA 或 RNA 的拷贝数增加。它能提供足够量的 DNA 或 RNA 样本供分析。PCR 的基本原理:在目的基因两侧,人工合成两段寡核苷酸引物,在 DNA 聚合酶的作用下,以溶液中四种脱氧核苷酸为原料,以目的基因 DNA 为模板,合成目的基因 DNA 新拷贝。

例如,Bart 胎儿水肿综合征患者两条 16 号染色体上的 4 个 α 珠蛋白基因缺失,用 PCR 技术进行产前诊断时,可将扩增的 DNA 片段选在缺失范围内,经 PCR 扩增后,再用电泳进行检测,若无此特异扩增带,说明检测不到扩增产物,则该受检胎儿为 Bart 胎儿水肿综合征患者。

5. 全基因外显子组测序与全基因组测序 全基因外显子组测序(whole exome

sequencing，WES）与全基因组测序（whole genome sequencing，WGS）是基于边合成边测序原理的二代测序技术，是利用序列捕获技术将 DNA 捕捉并富集后进行高通量测序的基因组分析方法。利用测序平台可以进行 WES 或 WGS。主流的测序平台有 Illumina 的 hiseq 平台和 miseq 平台、Roche 的 454 平台、Life 的 Ion torrent 平台。主要操作流程：测序文库构建→锚定桥接→预扩增→单碱基延伸测序→数据分析。随着测序技术的进步和成本的降低，WES 与 WGS 被广泛应用于遗传尤其是肿瘤遗传研究中。

基因诊断还有其他一些方法，不同的基因诊断方法，适用于不同类型的遗传病及不同的研究目的，可根据遗传病基因突变的性质、基因异常的情况，选择合适的方法。

（五）基因诊断的应用

1. 基因诊断在遗传病中的应用　血友病 A 是最常见的由遗传性凝血功能障碍所致的出血性疾病，表现为 X 连锁隐性遗传。该病的根源是凝血因子Ⅷ（FⅧ）基因的缺陷，主要突变类型为碱基替换或少数碱基的缺失和插入，这些突变产物可能是不完整的、无活性的或不稳定的 FⅧ肽链，导致临床症状轻重不一。采用基因诊断方法可以检出携带者和进行早期产前检查，降低该病的发生率。由于 FⅧ基因组织结构庞大，分子病理学改变复杂，对该基因的产前诊断可以通过 RFLP 连锁分析进行。在 FⅧ基因内侧及旁侧有多组 RFLP 位点可供产前诊断。目前多采用 PCR 技术与 RFLP 相结合的方法：首先用 PCR 技术将包含突变 DNA 的片段扩增出来，然后用识别该位点的限制性核酸内切酶来酶解，电泳后通过 RFLP 连锁分析直接检测多态性位点的状态。

2. 基因诊断在肿瘤中的应用　散发疾病患者的易感基因多来源于新生突变，而家系疾病的易感基因多来源于遗传突变。对散发肿瘤，致力于寻找与肿瘤相关的频发突变或新生突变；而对家系肿瘤，则致力于遗传突变。人类恶性肿瘤的演变过程复杂，是多步骤、多基因参与的分子事件，涉及多个癌基因的激活和抑癌基因（或称肿瘤抑制基因）的丢失。应用基因诊断技术发现在直肠癌、结肠癌癌变的过程中存在抑癌基因如 FAP 基因、DCC 基因、P_{53}基因的丢失，P_{53}基因的突变、癌基因 K-ras 的点突变、C-myc 的过量表达等现象。随着人类基因组及千人基因组计划的完成，WES 与 WGS 二代测序技术，极大地推动了肿瘤遗传研究。在白血病、卡波西肉瘤、小叶基底乳癌、肺癌、霍奇金（Hodgkin）淋巴瘤、黑色素瘤、多发性内分泌腺瘤综合征、家族性甲状腺髓样癌、尿路上皮癌、肾细胞癌等肿瘤研究中，学者们已经取得了显著成就。

3. DNA 分型　DNA 分型也是基因诊断的重要内容，特别是在研究检测 HLA 类型、T 细胞受体类型等方面具有重要意义，而分型的结果对研究疾病关联的基因类型和疾病易感基因等方面具有较大的价值。

应用基因诊断技术可以诊断疾病和预测疾病，进行疗效评价和用药指导，也可以进行个体识别和亲子鉴定。基因诊断的目的不仅仅在于"诊断"，还为今后的治疗，特别是遗传物质缺陷性疾病的治疗打开通路。

第二节　遗传病的治疗

狐　臭

【临床表现】　多发于青春期,两侧腋窝常伴多汗,汗液被细菌分解,产生难闻的臭味脂肪酸,闻之有恶心、呕吐感。患者常伴有腋毛癣,有些患者外阴、肛门、乳晕也有同样臭味。

【遗传规律】　常染色体显性遗传。

【诊断】　依据患者散发的特殊臭味即可确诊。

【防治】　对症治疗,勤换洗衣服或用外用药局部抗菌,亦可采取电针破坏腋窝腺体或用手术切除腋窝腺体。

随着分子生物学、医学遗传学的发展,越来越多的遗传病的发病机制得以阐明,从而能在遗传病发病之前就采取有效措施,以减轻或消除某些遗传病的临床症状。近年来,基因治疗已取得了一些突破性进展,为根治遗传病带来了光明的前景。遗传病的治疗一般分为手术治疗、药物治疗、饮食治疗、基因治疗四类。

一、手术治疗

手术治疗是治疗遗传病的一种重要手段。如遗传病已出现明显的临床症状,尤其是器官组织出现了损伤,可应用手术方法对病损器官进行切除、修补、整形或移植。但手术治疗只能缓解或改善患者的症状,起不到根治的作用。

1. 切除　切除是用手术切除病变器官的治疗方法。家族性结肠息肉病的息肉、睾丸女性化的睾丸,都有较高的恶变率,应尽早手术切除。多指(趾)、并指(趾)等必须经手术治疗。VHL综合征患者肾脏、胰脏等部位的实体肿瘤需要手术切除。遗传性球形红细胞增多症和α珠蛋白生成障碍性贫血,由于异常红细胞脆性大而导致溶血性贫血及黄疸,异常红细胞随血流经脾脏时易被脾脏破坏,故切除脾脏后溶血性贫血可好转。

2. 修补　修补是用手术修补病变器官和组织的治疗方法。有些先天性心脏病,如室间隔缺损、房间隔缺损等都可采用手术修补。

3. 整形　整形是用手术矫正病变器官的治疗方法。唇裂、腭裂、并指(趾)、白内障、先天性幽门狭窄、外生殖器畸形等病均可经手术得到矫正。

4. 移植　移植是利用正常器官和组织替换病损的器官或组织。多囊肾肾功能衰竭,可进行肾切除和异体肾移植;β珠蛋白生成障碍性贫血和镰状细胞贫血,可采取骨髓移植。

二、药物治疗

药物治疗的原则是"补其所缺,去其所余"。先天性无丙种球蛋白血症患者可定期补充丙种球蛋白;糖尿病患者可补充胰岛素;抗维生素 D 性佝偻病患者可补充大剂量维生素 D 和磷酸盐;肾上腺皮质增生症患者,使用可的松控制性异常发育,可恢复月经,甚至有生育的可能;肝豆状核变性患者,铜在肝细胞和神经细胞中蓄积而损伤细胞,可在限制铜摄入的同时,用药物促进肝和脑中所沉积的铜排出;Klinefelter 综合征患者,可给予雄激素对症治疗,从而促进患者男性化,改善精神、生理状态;Turner 综合征患者,在青春期用雌激素治疗,可以促进女性第二性征和生殖器官发育,月经来潮,改善患者心理状态。分子病及遗传性酶病多数是由蛋白质或酶缺乏引起,故补充缺乏的蛋白质、酶或其终产物,常可收到良好效果。对那些酶促反应产物过多,造成机体功能障碍,即所谓"中毒"的遗传病患者,可用药物除去这些多余的产物或抑制它们的生成。

三、饮食治疗

饮食治疗的原则是"禁其所忌",即针对患者缺乏某种酶而使代谢底物累积时,可制订特殊的食谱,用限制底物摄入量的办法控制病情,以达到治疗疾病的目的。例如:葡萄糖-6-磷酸脱氢酶缺乏症(G6PD)患者,应严格禁食蚕豆和接触蚕豆花粉,严禁服用伯氨喹啉、阿司匹林等药物,便可避免溶血性贫血的发生;半乳糖血症患者,如早期发现,应禁食乳制品,可以收到良好效果;高胆固醇血症患者应限制胆固醇的摄入;苯丙酮尿症患者,应限制苯丙氨酸的摄入。

采取饮食治疗时,需要对疾病尽早诊断,尽早治疗。例如,经典苯丙酮尿症患者,如果在出生后立即采取低苯丙氨酸饮食,使体内的苯丙氨酸明显减少,则患者不会出现智力障碍等症状;如到 2 岁左右各种症状已出现时,则难以逆转。

四、基因治疗

(一)基因治疗概念

基因治疗是指运用重组 DNA 技术,将正常基因导入有缺陷基因患者的细胞中去,使细胞恢复正常功能,达到根治遗传病的目的。基因治疗是以改变遗传物质为基础的生物医学治疗,是分子生物学研究发展到一定阶段的必然趋势,是分子遗传学的理论和技术与临床医学相结合的必然结果,是根治疑难病症的唯一出路,是相对比较安全的治疗方法,是人类征服遗传病的最有效手段。

(二)基因治疗的策略和类型

1. 基因治疗的主要策略 基因治疗主要策略有两种:

(1)基因修正:以正常基因原位修复有缺陷的基因,也称为替换性基因治疗。这种治疗策略难度较高,仍停留在实验阶段。

(2)基因添加:导入正常基因,用正常基因的表达产物补偿缺陷基因的功能异常,原有的缺陷基因并未除去,也称为补偿性基因治疗。这种策略目前正在临床实践中实施。

2. 基因治疗的类型 根据策略的不同,基因治疗分为代偿性基因治疗、补偿性基因治疗、替换性基因治疗三类;根据靶细胞的不同,它可分为生殖细胞基因治疗和体细胞基因治疗两类。

(1)代偿性基因治疗:通过增强有代偿功能的类基因的表达以代偿功能异常的基因。

如用某些物质提高δ珠蛋白基因的表达以校正β珠蛋白基因的缺陷,达到治疗β珠蛋白生成障碍性贫血的目的。

(2)补偿性基因治疗:导入正常基因以补偿缺陷基因表达的不足。这就是治疗腺苷酸脱氨酶缺乏症(ADA)和乙型血友病的方法。

(3)替换性基因治疗:以正常基因原位替换有缺陷的基因。

(4)生殖细胞基因治疗:将外源基因导入生殖细胞、受精卵或胚体内,治疗生殖细胞中的基因缺陷,使有害基因消失。生殖细胞基因治疗不仅能使生殖细胞受精后产生正常个体,而且还能使该个体的后代也免除患遗传病的痛苦,无疑是最理想的治疗遗传病的途径。

(5)体细胞基因治疗:将外源性基因导入特定的体细胞内,治疗细胞中的基因缺陷,使机体恢复健康。体细胞基因治疗只限于治疗某种被选择的细胞,并不能阻断遗传病基因传给后代。常选用易于从体内取出和回输,并能保持相当长寿命或是有分裂能力的细胞,如造血干细胞、淋巴细胞、成纤维细胞、肝细胞、肾细胞和内皮细胞等。

(三)基因转移途径

基因转移途径是基因治疗的关键和基础。基因转移的途径有两类:一类是 in vivo,称为直接活体转移;另一类是 ex vivo,称为在体转移。对于遗传病而言,理想的基因治疗是将遗传物质高效率转移到个体细胞中,并且能整合到细胞基因组中,在细胞中长期表达。

(四)基因转移方法

基因转移方法可分为物理、化学和生物等方法。

1. 物理法 物理法主要有显微注射法、电穿孔法、DNA 颗粒轰击、脂质体法等方法。

(1)显微注射法:在显微镜直观下,向细胞核内直接注射外源基因。这种方法一次只能注射一个细胞,工作耗力费时。

(2)电穿孔法:利用脉冲电场提高细胞膜的通透性,使得细胞膜上形成纳米大小的微孔,可将外源 DNA 转移到细胞中,但有时也会使细胞受到严重损伤。

(3)DNA 颗粒轰击:利用微小的金、钨等贵金属颗粒将 DNA 吸附,在高压作用下将DNA 伴随金属颗粒高速进入细胞,这种方法能有效地将 DNA 在活体组织、贴壁细胞和悬浮细胞中表达。这种方法近年来发展较快。

(4)脂质体法:利用人工脂质体包围外源基因,再与细胞融合,或直接注入病灶组织,使之表达。

2. 化学法 将正常基因 DNA 与带电荷物质和磷酸钙、DEAE-葡聚糖、聚-L-鸟氨酸和聚卤化季铵盐或与若干脂类混合,形成沉淀的 DNA 微细颗粒,以加强细胞摄取外源 DNA的能力。但此法转移效率比较低,成功率在 1/1000～1/100。

3. 生物法 主要指病毒介导的基因转移,包括 RNA 病毒、DNA 病毒两大类。病毒为载体是当今最有效的转移目的基因的方法,能够用作载体的病毒有 sV40、牛乳头状瘤病毒、单纯疱疹病毒Ⅰ型、巨细胞病毒、腺病毒和反转录病毒等。

目前的基因转移方法很难满足理想基因转移方法的全部要求,因此探索理想的基因转移方法是基因治疗的一项重要内容。

(五)基因治疗临床应用

1. 腺苷脱氨酶缺乏症(ADA)的基因治疗 本病是 AR 病,患者的免疫系统不能正常发育,T 淋巴细胞受损,免疫功能低下,引起反复感染等症状。对 ADA 的治疗方案是:第一步,分离 ADA 患者的 T 淋巴细胞并在体外培养,培养基中加入 T 淋巴生长因子等刺激细胞生长;第二步,一旦 T 淋巴细胞开始分裂,就往培养基中加入含有正常 ADA 基因的反转录病毒载体;第三步,当已导入正常 ADA 基因的 T 淋巴细胞在数量上扩增 50～100 倍后,再输回至患者体内。这是美国南加州大学 Anderson 等提出的临床基因治疗方案,该方案于 1990 年 9 月 14 日和 1991 年 1 月 31 日分别为一个 4 岁女童和一个 9 岁女孩进行了治疗。第一个患者在 10.5 个月接受了 7 次基因治疗,第二个患者接受了 11 次基因治疗,均未见明显副作用,疗效非常显著,ADA 水平由原来约相当于正常人的 1% 上升至 25%,感染的次数与正常人相比没有显著差异。

2. 血友病 B 的基因治疗　对血友病 B 的治疗方案是:分离患者皮肤的成纤维细胞并在体外培养,用反转录病毒载体将 IX 因子转入成纤维细胞,将已转入 IX 因子的皮肤成纤维细胞回植入患者皮下。这是上海复旦大学遗传所薛京伦教授领导的基因治疗研究组与上海长海医院、上海第二军医大学合作,于 1992 年 8 月对患有血友病 B 的两兄弟进行治疗的方案。通过治疗后,两兄弟的出血倾向得到了控制,流鼻血次数减少,但外伤后仍有皮下淤斑或出血。

3. 囊性纤维化(CF)的基因治疗　以病毒为载体进行研究的囊性纤维化基因治疗在体外培养细胞中获得了成功,即转入的正常基因纠正了 CF 基因的缺陷。但在整体水平上 CF 患者的主要病理改变发生于呼吸系统的上皮细胞。而如何将基因导入这些细胞并回到其功能位置,则是一件十分棘手的事。

4. 肿瘤的基因治疗　肿瘤的基因治疗是当前基因治疗较为活跃的研究领域之一。全球基因治疗的临床研究方案中近 2/3 是针对恶性肿瘤的。恶性肿瘤的基因治疗有两个基本目的:①恢复基因异常表达或基因缺失的体细胞基因的活性,如恢复肿瘤抑制基因活性,阻止异常表达的癌基因,恢复肿瘤局部的抗肿瘤免疫功能等;②导入有治疗价值的基因,如导入转移或去除多药耐药基因,导入酶药物前体基因等。针对上述目的,目前恶性肿瘤的基因治疗主要集中在肿瘤抑制基因治疗、免疫基因治疗和耐药基因治疗等方面。其中细胞因子基因治疗与酶药物前体基因治疗,已用于临床,并取得了许多成果。

(六) 基因治疗存在的问题

基因治疗存在许多问题,需要不断探索新的解决办法。基因治疗存在的主要问题具体如下:

1. 导入基因的持续表达　由于外周血淋巴细胞和皮肤成纤维细胞都有一定的寿命限制,所以需不断地给患者回输含目的基因的细胞。现已有许多实验室正在研究寿命较长的靶细胞,如造血干细胞和骨髓前体细胞。

2. 导入基因的高效表达　截至目前,所有导入细胞的目的基因表达效率都不很高,这与基因转移方法、靶细胞的选择等有关。已有一些实验室正在研究将高效启动子构建入反转录病毒载体,如人巨细胞病毒的启动子,但由于存在组织特异性的问题,并非一个启动子适于所有基因的高效表达,所以还要进一步的研究。

3. 安全性问题　这是基因治疗临床试验前应该首先重视的问题。虽然已有的临床试验还未出现野生型病毒感染现象,但反转录病毒基因转移系统的安全性问题仍然必须重视;另外,目前基因治疗研究尚未发展到定点整合、置换有缺陷或有害基因这一阶段,治疗基因在基因组中随机整合,有可能激活原癌基因或失活肿瘤抑制基因,而引起细胞恶性转化。因此,为安全有效地进行基因治疗,每一个治疗方案的实施,都要有相应的安全性研究检测指标和研究结果。

基因治疗是唯一有望根治遗传病的崭新手段,且多处于临床试验阶段,刚刚起步就已经显示出强大的生命力,正逐渐被人们所接受。全世界已进行基因治疗的遗传病有血友病、ADA、囊性纤维化、苯丙酮尿症、家族性高胆固醇血症、免疫缺陷病、肿瘤、艾滋病、乙型肝炎、血管疾病等。基因治疗尽管困难重重,但正在逐一被克服。随着基因转移技术的高速发展,基因治疗领域的不断扩大,基因治疗将成为医治人类疾病的重要手段,成为未来预防医学的一部分,给医学带来革命性的变化。

小　结

遗传病的诊断是遗传病防治的基础,可分为现症患者诊断、症状前诊断和产前诊断三类。常用的方法包括:临床诊断、系谱分析、皮纹分析、细胞遗传学检查、生化检查、基因诊断等。其中皮纹分析、X染色质检查和某些生化检查多用于遗传病症状出现前的筛查,对于筛查出的高风险人群,可以通过细胞遗传学检查或基因诊断确诊。系谱分析是分析单基因病的主要方法,皮纹分析可作为遗传病诊断的一种简便易行的辅助手段。细胞遗传学检查主要有染色体检查和性染色质检查,是诊断染色体病的主要方法。生化检查是临床上诊断单基因病的首选方法。基因诊断是诊断基因病最理想的手段。基因诊断的重要工具是探针和限制性核酸内切酶。

遗传病的治疗可分为手术治疗、药物治疗、饮食治疗、基因治疗四类。前三类只是表型水平的治疗,无法阻止有害基因向后代的传递。手术治疗就是对遗传病病损器官进行切除、修补、整形或移植。药物治疗的原则是"补其所缺,去其所余"。饮食治疗的原则是"禁其所忌"。基因治疗是最有前途的根治遗传病的方法。但由于基因在有效转录和安全表达等方面的问题使这一疗法任重而道远。

能力检测

一、名词解释

基因诊断　探针　基因治疗　嵴纹计数

二、选择题

1. 进行酶、蛋白质和代谢产物的定性定量分析,是临床上诊断哪类病的首选筛查方法?(　　)

　　A.染色体病　　　　　　　B.单基因病　　　　　　　　　C.多基因病

　　D.传染病　　　　　　　　E.先天愚型

2. 染色体检查是诊断哪类病的主要方法?(　　)

　　A.单基因病　　　　　　　　　　　　B.多基因病

　　C.代谢性遗传病　　　　　　　　　　D.染色体病

　　E.传染病

3. 治疗遗传病最理想的方法是（　　）。

A. 手术治疗 　　　　　　　　B. 宫内治疗 　　　　　　　　C. 饮食治疗

D. 药物治疗 　　　　　　　　E. 基因治疗

4. 可改善和矫正遗传病患者症状的临床治疗方法是（　　）。

A. 手术治疗 　　　　　　　　　　　　　B. 饮食治疗

C. 酶的补偿疗法 　　　　　　　　　　　D. 心理治疗

E. 药物治疗

5. 尺箕的箕口朝向（　　）。

A. 小指侧 　　　B. 大拇指侧 　　　C. 内侧 　　　D. 外侧 　　　E. 以上都不是

6. 先天愚型患者的$\angle atd$平均值约为（　　）。

A. 60° 　　　B. 70° 　　　C. 40° 　　　D. 30° 　　　E. 50°

三、填空题

1. 基因诊断的特点主要表现为_____、_____、_____、_____。

2. 基因诊断的重要工具有_____、_____。

3. 基因治疗的类型主要有_____、_____、_____、_____、_____。

4. 遗传病的治疗一般分为_____、_____、_____、_____四类。

四、简答题

1. 确诊遗传病应采取哪些方法和手段？

2. 简述人类正常皮肤纹理。

3. 临床上如何对新生儿进行苯丙酮尿症（PKU）筛查，筛查出的阳性患儿应如何诊断？

4. 基因治疗的方法有哪些？

五、分析题

1. 一对非近亲结婚的正常年轻夫妇，其妻子的弟弟为白化病患者，婚后由于担心生白化病患儿而进行遗传咨询。经检查，确认妻子的弟弟是由于缺乏酪氨酸酶而导致的白化病（常染色体隐性遗传病），请认真讨论分析，并回答下列问题：

（1）妻子为白化病基因携带者的可能性有多大？

（2）白化病在我国人群中的发病率为1/10 000，丈夫是携带者的频率有多大？

（3）这一对夫妇婚后生白化病子女的风险有多大？

（4）如果这对夫妇是姨表兄妹关系，则婚后所生子女患白化病的风险有多大？

（5）如何治疗和预防白化病？

2. 一位妇女，已生育了一个先天愚型男孩，请问这位妇女能否再次生育先天愚型患儿。

（吉正国）

扫码看答案

第十四章
优生学与遗传病的预防

学习目标

说出：优生学、遗传咨询、产前诊断等概念。

说出：影响优生的因素；遗传咨询的步骤；产前诊断的技术。

学会：运用遗传咨询、遗传筛查、产前诊断等方法进行遗传病的预防。

知道：孕期保健要点；出生缺陷干预的意义和策略。

　　如何生育健康的孩子一直是人们关注的热点。随着遗传学和优生学的不断进步和发展，人们了解了更多遗传相关的知识，提出了很多预防遗传病和实现优生的措施。从婚前检查、遗传咨询、遗传筛查到产前诊断、孕期保健、出生缺陷干预，各个阶段都可采取预防措施，从而达到优生的目的。

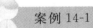

案例 14-1

　　有一对夫妇年龄均在 30 岁以下且身体健康，3 年前生育过一个 Down 综合征的患儿，现在女方怀孕 16 周，前来咨询，希望了解胎儿是否正常。

　　问题：

　　1. 根据咨询者的病史，建议首先做哪些检查？

　　2. 得到阳性检查结果后，建议进一步做哪些检查？

　　3. 明确诊断后，咨询医师要给出哪些建议？

第一节　优生学概述

　　1883 年，英国人类遗传学家 Galton 首先提出优生学一词，意思是"遗传健康"，自此，优生学便成为一门独立的科学发展起来。近半个世纪，遗传学和各相关学科发展迅速，为优生学的发展提供了良好基础。

一、优生学概念

优生学(eugenics)是应用医学遗传学原理和方法,改善人类遗传素质的一门科学。这里所指的遗传素质包括体格和智力。也就是说,优生学是以遗传学和医学为基础,用以提高人口素质的科学。

根据优生学的研究目标,将优生学分为负优生学和正优生学两大类。

(一) 负优生学

负优生学研究如何降低人群中产生不利表现型的基因频率,防止或减少有严重遗传性和先天性疾病的个体出生,故又称为预防性优生学或消极优生学。如婚前检查、遗传咨询、产前诊断、选择性流产、宫内胎儿治疗等都属于负优生学范畴。

(二) 正优生学

正优生学研究如何增加人群中产生有利表现型的基因频率,促进体能和智能上优秀的个体出生,故又称为演进性优生学或积极优生学。目前所采用的人工授精、胚胎移植、试管婴儿等都属于正优生学范畴。

负优生学是消除劣质,正优生学是扩展优质,其目的都是为了提高人类遗传素质。

二、现代优生学研究范围

随着科学的发展,现代优生学的范围正在逐步扩展,优生学是一门综合性的学科,涉及遗传学、医学、环境科学、妇产科学、围产医学、儿科学、伦理学、人口学、社会学和法学等众多领域。现代优生学主要包括以下几方面的内容:

(一) 基础优生学

基础优生学是运用生物学和基础医学的理论与技术,研究导致出生缺陷的原因、发病机制,疾病的种类、分布及防治措施等内容,如人类遗传学、毒理学、畸胎学、流行病学和医学遗传学等。

(二) 临床优生学

临床优生学是从临床医学方面研究与优生有关的医疗措施。其包括优生手术、婚前检查、遗传咨询、产前诊断、分娩监护、围生期保健及新生儿保健等。其目的是使每个孕妇所生的婴儿都达到优生目标,提高每个新生儿的先天及后天素质。

(三) 社会优生学

社会优生学是从社会科学和社会运动方面研究实现优生的社会措施。目的在于推动优生立法、贯彻优生政策、开展优生宣传教育、开展优生运动,使优生工作群众化、社会化,从而提高全民素质。目前的研究工作主要有健全各项有关优生措施的法律、加强道德建设和优生工程建设等。

(四) 环境优生学

环境优生学主要研究环境对人体智力和体质的影响,通过消除环境因素对母体、胎儿和人类生殖健康的影响,从而使人体优良的遗传素质得以充分表现,达到减少患病个体的目的。

三、影响优生的因素

多种因素均可影响胚胎在宫内的正常生长发育。大多数出生缺陷是遗传因素和环境因素共同作用的结果。

(一)遗传因素

影响优生的遗传因素主要包括染色体畸变和基因突变。染色体数目和结构的相对稳定是保证个体遗传性状相对稳定的基础。染色体异常会使遗传物质发生改变,由此引起的染色体病,如 Down 综合征、猫叫综合征、先天性睾丸发育不全等,通常表现为智力缺陷、先天畸形和生长发育迟缓等。基因突变引起的遗传病也会导致代谢和发育异常,如苯丙酮尿症、软骨发育不全、白化病、血友病等。遗传病的相对发病率正在逐年增长,对人类的危害日益严重。

(二)环境因素

除了遗传因素之外,环境因素对优生的影响亦非常大。胎儿在胚胎发育过程中,环境中的有害因素会影响胎儿器官的正常发育,诱发畸形,严重时还会引起流产、早产、死产等。环境中的有害因素主要有生物因素、物理因素、化学因素和药物因素。

1. 生物因素 生物因素是影响优生较为重要的因素之一,特别是母亲在孕期受到某些病原微生物感染时,这些病原体能通过胎盘屏障或子宫颈上行感染胎儿,除可引起妊娠终止外,还可导致胎儿宫内发育迟缓,甚至胎儿畸形。以下分别讲述对孕期胎儿有影响的各种病原微生物的感染。

(1)弓形虫感染:弓形虫病(TO)是由刚地弓形虫引起的一种人畜共患寄生虫病,猫、犬等动物是主要传染源。弓形虫也是一种重要的致畸微生物,孕妇一旦受到感染,不论有无临床表现,有 30%～46% 可通过胎盘垂直传播给胎儿,导致小头畸形、脑积水、脉络膜视网膜炎等,也可使孕妇流产、早产或死产。因此,孕妇要避免与猫、犬等动物密切接触,不吃生的或未煮熟的肉、禽,以防止弓形虫感染。

(2)风疹病毒感染:风疹是由风疹病毒引起的急性传染病。孕妇感染风疹病毒后可致胎儿患先天性心脏病、白内障,出现耳聋、发育障碍等。孕期越早,胎儿受感染概率越大。孕 4 周内感染,约有 50% 的胎儿会受到感染;孕 4～8 周感染,约 25% 的胎儿受到感染;孕 8～12 周感染,约 10% 的胎儿受感。因此,为防止和减少患儿的出生,对有风疹接触史的孕妇应监测风疹病毒特异性 IgM 抗体,对育龄妇女尤其是无免疫力的妇女要接种风疹疫苗。

(3)巨细胞病毒感染:巨细胞病毒(CMV)感染在人群中非常普遍,我国先天性 CMV 感染率为 0.5%～1.12%。在妊娠早期胎儿若感染病毒,胚胎往往因不能存活而导致流产。大多数受感染的新生儿在出生时通常没有临床症状,然而,在有症状的婴儿中,90% 会遗留后遗症,主要损害中枢神经系统,以听力丧失最常见。此外,还可表现为智力低下、小头畸形、脉络膜视网膜炎、肝脾肿大、黄疸和溶血性贫血等。

（4）单纯疱疹病毒感染：单纯疱疹病毒（HSV）感染通常发生在妊娠晚期，胎儿可通过母体胎盘受到感染，导致小头畸形、小眼畸形、智力低下等。分娩时胎儿也可通过疱疹病毒感染的产道受到感染，引发新生儿疱疹、脉络膜视网膜炎。孕妇避免与患者接触、进行安全性生活可减少 HSV 传播的危险。

（5）乙型肝炎病毒感染：乙型肝炎病毒（HBV）是乙型肝炎的病原体，母婴传播是我国 HBV 传播的重要途径。孕妇患乙型黄疸型肝炎较易发展为重症肝炎，引起流产、早产、新生儿死亡等。目前，尚无病毒性肝炎致先天畸形的确切证据。

（6）梅毒螺旋体感染：梅毒是由梅毒螺旋体引起的一种性传播疾病。梅毒螺旋体可通过胎盘引起胎儿先天性梅毒，多发生于妊娠 4 个月后，可导致早产、死产或多个脏器的严重损害。未经治疗的Ⅰ期、Ⅱ期梅毒，100％会影响胎儿，其中 50％会导致早产或围产儿死亡。孕妇接受抗梅毒治疗，出生的胎儿即使感染梅毒，症状也较轻。因此，受孕后的筛查和治疗是预防先天性梅毒的关键。

2. 物理因素　物理因素是指人们在日常生活和生产劳动中存在的环境条件，包括电离辐射、高温、噪声、振动等。

（1）电离辐射：电离辐射包括 α、β、γ 和 X 射线等，常见的致畸物是 X 射线。胎儿受电离辐射的影响主要取决于射线的剂量和胎儿的胎龄。较大剂量的射线可致胚胎死亡，较小的剂量则会导致流产或胎儿畸形。处于分裂期的细胞对射线比较敏感，在妊娠最初的 3 个月，尤其是 3～10 周，正是胎儿中枢神经系统、眼睛、造血器官等进行分裂、分化的关键时期，受照射后很容易引起小头畸形、智力发育迟缓、先天性白内障、小眼球等，出生后患白血病的危险也明显增加；而怀孕 3 个月后射线主要影响骨骼生长和泌尿系统的发育。

（2）高温、噪声和振动：胚胎发育过程中的脑对高温和噪声比较敏感，孕妇长期处于高温环境或经常接触强烈噪声会导致胎儿出生后智力低下，同时也会增加流产和死产的发生率。振动对孕妇的影响主要表现为生出低出生体重儿、流产、早产、死产等。

3. 化学因素　化学因素对人体健康的影响日益为人们所重视，大气、水质、食品被化学毒素污染，孕妇接触铅、汞、砷、镉等重金属和农药均可影响胎儿正常发育。

工业"三废"未经处理随意排放造成铅、汞、砷、镉等重金属污染时，会引起流产、早产、死产、低出生体重儿出生和畸形等危害。氯乙烯是聚氯乙烯塑料的合成成分，有资料显示，美国氯乙烯聚合工厂附近居民的出生缺陷率显著高于一般水平。大气中的二氧化硫也与出生缺陷增高有关。水中的甲基汞污染可引起胎儿中枢神经系统畸形。敌百虫是有机磷杀虫剂，过量使用可致胎儿骨骼系统和内脏畸形。因此，应该制定并严格执行食品卫生标准，控制工业"三废"排放及合理使用农药。

4. 药物因素　大多数抗肿瘤药物会造成胎儿畸形，如氨甲蝶呤可引起小脑、无脑及四肢畸形；抗生素中的氨基糖苷类药物，如链霉素会导致先天性耳聋；激素类药物，如睾丸酮和孕酮可使女婴男性化，皮质激素可诱发缺肢、先天性心脏病；抗癫痫类药物，如苯巴比妥、苯妥英钠可致神经管缺陷、先天性心脏病及唇腭裂等；抗惊厥类药物，如三甲双酮会造成胎儿智力低下、发育迟缓、面部发育不良及唇腭裂等；抗凝血类药物，如华法林可引起胎儿软骨发育不全；碘胺类药物，如碘化钾可引起先天性甲状腺肿。

知识链接

影响优生的其他环境因素

吸烟、酗酒、毒品、缺氧及母亲年龄等均有一定的致畸作用。烟草中的尼古丁、CO、硫氰酸盐等成分都会影响胎儿的生长发育。吸烟会引起胎儿宫内发育迟缓,孕妇每日吸烟10～20支,约可降低胎儿体重200 g。孕妇吸烟还会引起流产、死产、智力低下、先天畸形等。孕妇过量饮酒引发胎儿生长发育障碍,称为胎儿酒精综合征,主要表现为发育迟缓、小头畸形、颜面异常等。而且孕妇长期饮酒,一旦胎儿娩出后,酒精影响突然中止,新生儿会出现易激惹、不入睡、颤抖、肌张力增高等。此外,母亲年龄过大也可导致出生缺陷的发生,如Down综合征,最突出的表现就是先天性智力低下。

(三)营养因素

良好的营养是孕期胎儿正常生长发育的物质基础。胎儿生长发育所需要的各种营养全部来自母体,孕妇的营养对胎儿具有非常重要的意义。因此,怀孕期间应增加能量和各种营养素,以满足这一特殊时期的生理需要。

1. 能量 妊娠妇女从孕4个月开始每日需增加836.8 kJ(200 kcal)的能量摄入,也就是说其总摄入量比平时要多1/10。蛋白质的供给量应从妊娠中期开始每日增加15 g,妊娠期间孕妇体重平均增加11 kg,其中蛋白质约占1 kg。孕妇在整个怀孕过程中约增加脂肪3 kg,但脂肪摄入过多可能导致巨大儿,增加分娩的难度,所以妊娠晚期以孕妇体重增加以每周不超过0.5 kg为宜。

2. 矿物质 主要有钙、铁、锌、碘等。

(1)钙:胎儿骨骼的生长需要大量的钙,如果孕期缺钙,孕妇可能会出现小腿"抽筋",严重缺钙的胎儿出生后可有先天性佝偻病。我国营养学会推荐钙的供给量,妊娠中期妇女每日1000 mg,妊娠后期为1500 mg。含钙量丰富的食品有奶类、鱼虾、动物骨头等。

(2)铁:孕妇在妊娠期容易患缺铁性贫血,因此孕期补铁非常重要。孕妇在妊娠期需要铁的总量约为1000 mg,自妊娠中期开始,每日应补充30 mg铁,相当于富马酸亚铁100 mg。动物肝脏、瘦肉、动物血等食物中都含有丰富的铁。

(3)锌:锌最重要的生理作用是促进人体中核酸和蛋白质的合成,孕期缺锌可能会影响胎儿脑和体格的发育。我国营养学会推荐锌的供给量,孕妇为每日20 mg。含锌丰富的食物有肉类、蛋类、豆制品和谷物等。

(4)碘:碘主要参与甲状腺素的合成,孕妇碘缺乏会导致婴儿甲状腺功能低下。我国营养学会推荐碘的供给量,自妊娠中期开始,每日应补充175 µg碘。常吃海带、紫菜、鱼、虾等食物,即可满足机体对碘的需要量,无须额外补充碘。

3. 维生素 孕期血液中维生素水平除维生素E外均有所降低,为满足胎儿生长发育的需要,维生素的供给量应有所增加。妊娠早期叶酸缺乏是引起胎儿神经管畸形的主要原因,因此叶酸的补充应在妊娠前3个月开始,直到妊娠第3个月末,每日口服叶酸片0.4 mg,可以预防神经管畸形的发生。维生素D对促进胎儿的骨骼和牙齿发育十分重要,孕妇应多晒太阳或服用适量鱼肝油以避免维生素 D 缺乏。维生素 D 的每日推荐供给量为 10 μg(400 U)。

（四）心理因素

孕妇的心理状态也会影响胎儿生长发育。孕妇良好的情绪可以使自身体内分泌一些有益的激素、酶等物质，有利于胎儿的正常生长发育。孕妇的紧张、焦虑、恐惧、愤怒等不良情绪都会引起内分泌紊乱，使其体内的各部分功能产生明显变化，导致血液成分变化，影响胎儿正常生长发育，造成腭裂、唇裂、智力低下等畸形的发生。

第二节　遗传病的预防

目前，大多数遗传病尚无有效的根治方法，因此遗传病的预防就显得尤为重要。我国遗传病的预防采用遗传咨询、遗传筛查及产前诊断三结合的方法，最大限度地减少了遗传病的发生，有效地降低了遗传病给个人和家庭带来的危害。本节着重讲述遗传咨询和遗传筛查两个方面的内容。产前诊断将在下一节介绍。

一、遗传咨询

（一）遗传咨询的概念

遗传咨询（genetic counseling）是指咨询医师和咨询者就某遗传病在该家系发生的病因、方式、预后、再发风险、防治等问题进行一系列解答、讨论和商谈，最后由患者或其家属做出恰当的决定，在咨询医师的协助下付诸实施，以达到最佳的防治效果，避免生出患儿或再生同样患儿的过程。因此，遗传咨询既有遗传方式、系谱分析、再发风险等遗传学方面的内容，也有诊断、预后、防治等医学的内容，只有两者配合，才能达到预期的效果。

遗传咨询的目的是有效地应用现代医学技术降低人群中遗传病的发生率，减少家庭和社会的压力和负担，不断提高人口的素质。

（二）遗传咨询的对象

需要进行遗传咨询的对象有：①本人患遗传病或家族有遗传病史的夫妇；②生育过遗传病患儿的夫妇；③不育不孕者；④不明原因的习惯性流产的夫妇；⑤35 岁以上的高龄孕妇；⑥有外环境有害因素接触史的夫妇；⑦原因不明的智力低下者；⑧多发性畸形的患者；⑨遗传检查异常者。

（三）遗传咨询的步骤

在遗传咨询过程中，咨询医师起主导作用，而对咨询者来说，则是一个解疑求助的过程，遗传咨询需要反复商谈和讨论，一般包括五个步骤：

1. 获取信息　详细了解患者的病史、家族史、症状和体征，认真填写遗传咨询病历，并对家系进行系谱调查。

2. 明确诊断　根据获取的系谱调查信息，进行系谱分析，从而判断疾病是否为遗传病；如果是遗传病，进一步判断是单基因病、多基因病，还是染色体病；如果是单基因病，进一步判断是常染色体遗传、X 连锁遗传，还是 Y 连锁遗传病，是显性遗传还是隐性遗传病。患者的临床症状和体征将为我们提供非常有用的诊断的信息，可以初步判断该患者是哪类遗传病，同时也可以排除不是哪类遗传病。根据患者进一步的辅助性检查和实验室检查，如染色体检查、生化与基因分析、皮纹检查等，尽力做出明确诊断。

3. 评估再发风险 咨询者最关心的问题还是未来再生育的发病风险，在分析系谱、明确诊断、确定遗传方式后，可以做出风险评估。

4. 提出对策和措施 诊断和风险一旦被确定，就要对咨询者提出可以采取的对策和措施，如产前诊断、冒险再次生育、不再生育、人工授精等，并陈述这些对策的优劣，让咨询者做出选择。

5. 随访和扩大咨询 为了明确咨询者提供信息的可靠性，观察遗传咨询的效果和总结经验教训，有时需要对咨询者进行随访，以便改进工作。如果从全社会或本地区降低遗传病发病率的目标出发，咨询医师还应了解患者家属的患病情况，尤其是查明家属中的携带者，这样可以扩大预防效果。

（四）遗传咨询的原则

遗传咨询是帮助咨询者就某些问题做出理智的、符合自身最佳利益的决定。遗传咨询服务不仅关系到患者本人，也涉及其他亲属，可能引起一系列伦理学问题。因此，遗传咨询必须遵循下列原则：

1. 公平的原则 对咨询者要公平对待，不应该因性别、经济能力等不同而有所差别。

2. 自愿的原则 咨询者对遗传信息必须知情，他们有权利就关于自己的问题做出决定，应该尊重咨询者自己的意愿。

3. 教育咨询者的原则 对咨询者进行教育是遗传咨询的重要特征，向咨询者提供关于遗传病病因、如何诊断、如何预防和如何治疗等信息。对咨询者来说，遗传咨询就是一个解疑求助的简短的教育过程。

4. 非指导性的原则 咨询医师必须没有偏好地向咨询者陈述信息，不能有任何鼓励采取某种措施的目的。坚持非指导性的原则是遗传咨询最基本的特征。

5. 心理、情感的原则 咨询医师在咨询过程中亲切、热情、具有同情心，耐心地从心理上给予开导，帮助患者减轻痛苦和精神上的压力。

6. 保护隐私的原则 咨询医师要对咨询者的遗传信息保密，保证这些信息的安全，避免当事人在婚育、就业、保险等方面受到不公正的待遇。

7. 伦理、道德的原则 对做出产前诊断的胎儿是否终止妊娠，是人类面临的难以权衡利弊的难题。从伦理、道德标准来讲，产前诊断应该可对严重影响个体生存质量、缺乏有效的治疗方法、给个体及家庭带来巨大痛苦和经济负担的疾病进行诊断，并做出正确处理。

二、遗传筛查

遗传筛查（genetic screening）是指在人群中对某种特定的基因型进行普查。遗传筛查的对象包括群体所有成员。通过筛查可以及早发现遗传病患者或致病基因携带者，并尽早采取相应措施，进而达到控制疾病的目的。进行遗传筛查的病种必须满足：①已明确的遗传病；②有较高的发病率和危害性；③疾病早期缺乏特异症状和体征；④及时发现后通过治疗可以获得一定疗效的病种;⑤具有可靠、价廉并适于较大规模进行的筛查方法。

遗传筛查包括产前筛查、新生儿筛查、携带者筛查及症状前筛查。

(一)产前筛查

产前筛查是指对妊娠 7～20 周的孕妇进行筛查,从而发现高风险胎儿的一种筛查方法。筛查出的高风险孕妇必须再通过其他诊断方法检查做出最后的诊断。目前采用的检测方法是:通过测定孕妇的血清标记物,结合遗传学超声波检查,对 21 三体、18 三体、开放性神经管缺损等进行风险评估。

(二)新生儿筛查

新生儿筛查是指对新生儿某些遗传性疾病或先天畸形进行症状前筛查。我国已将新生儿筛查列入优生的常规检查,列入筛查的疾病有苯丙酮尿症(PKU)、半乳糖血症、先天性甲状腺功能低下、G6PD(蚕豆病)等。新生儿标本一般采取足跟血,制成干血片进行筛查。目前常用的新生儿筛查技术有:Guthrie 细菌抑制法筛查苯丙酮尿症、噬菌体抗性检测法筛查半乳糖血症、TSH 与 T$_4$ 联合检测法筛查先天性甲状腺功能低下、酶活性测定法筛查G6PD 等。

(三)携带者筛查

携带者是指表型正常,但带有致病基因或异常染色体,并能传递给后代使后代患病的个体。一般包括隐性致病基因的杂合子、平衡易位染色体携带者、显性致病基因的晚发型病例。

携带者筛查是指当某群体某遗传病高发病率时,对群体正常成员进行的有关携带者的检测。通过携带者筛查将携带者检出,进而对其生育患病后代的风险进行评估,再辅以婚育指导,从而降低疾病的发生率,因此携带者筛查对遗传病的预防具有积极意义。

携带者检测方法有:

(1)基因水平检测:基因水平检测可以直接检测出致病基因。本方法适用于 AR 遗传病、XR 遗传病的杂合子检测,也适用于 AD 遗传病的晚发型病例,如血友病的女性杂合子检测等。

(2)蛋白质水平检测:本方法适用于 AR 遗传病的杂合体检测。其原理是根据基因的剂量效应,即杂合体(Aa)基因产物的剂量介于隐性纯合体(aa)和正常个体(AA)之间来进行检测。例如,半乳糖血症杂合子的半乳糖-1-磷酸尿苷酰转移酶的活性为正常个体(AA)的 50%。

(3)细胞水平检测:细胞水平检测包括染色体检查、组织学检查。例如,通过染色体检查可发现平衡易位染色体携带者、通过组织学检查发现红细胞呈轻度镰变,证明为镰状细胞贫血的携带者。

(4)临床水平检测:临床观察可以提供线索。例如,白化病杂合子的眼底可呈虎斑镶嵌色素沉着。

(四)症状前筛查

症状前筛查是一种预测性遗传筛查,是在症状出现前对迟发型遗传病进行筛查,做出预测性诊断。这是近年来新出现的筛查项目,它可以直接检测突变的等位基因,在症状出现以前确定有发病风险的携带者,以便及时进行预防性治疗,防止或降低可能发生的严重临床后果。目前已开展的症状前筛查疾病包括成人多囊肾、遗传性乳腺癌、老年性痴呆等。

第三节 优生措施

为了提高人类遗传素质,达到优生的目的,人们采取了很多优生措施。目前,我国采取了以预防性优生为主的优生措施,具体包括婚前检查、产前诊断、孕期保健和出生缺陷干预等。

一、婚前检查

婚前检查是对准备结婚的男女双方可能患影响结婚和生育的疾病进行医学检查。这也是实现人口优生,预防遗传病患儿出生的第一关。

婚前检查的内容包括:医师详细询问病史,如是否为近亲婚配,三代以内直系和旁系亲属有无遗传病、传染病及精神病患者;进行全面系统的体检,如生殖器官检查、必要的化验及辅助检查,以确认男女双方有无严重遗传病、指定传染病、精神病及其他与婚育有关的重要脏器和生殖系统疾病等。医师应对检查结果给出医学意见,男女双方应该从生育健康后代及婚姻幸福的目的出发,在医师的指导下采取相应的措施,这样不但能提高出生人口素质,而且对优生优育具有积极作用。

二、产前诊断

产前诊断(prenatal diagnosis)又称宫内诊断或出生前诊断,它是利用各种诊断技术,对胎儿疾病做出宫内遗传学诊断。如果确认胎儿患有严重遗传病或先天畸形,则应终止妊娠,杜绝患儿出生,从而提高出生人口素质。因此,产前诊断是优生的重要措施之一。

(一) 产前诊断的目的

产前诊断是现代医学科学的重大进步,其目的不仅仅是检测胎儿有无异常,还包括:①提供夫妇生育异常患儿的风险信息;②减少患者及家属的焦虑,尤其是对于高危人群;③使父母知道胎儿是否患有严重出生缺陷,从而做出选择,生育健康的孩子;④使夫妇有充分的心理准备接受遗传病患儿的出生,并了解相关的妊娠处理和产后护理;⑤对受累胎儿进行产前治疗。

(二) 产前诊断的对象

需要进行产前诊断的孕妇有:①35岁以上的高龄孕妇;②夫妇一方有染色体异常,或曾生育过染色体异常患儿的孕妇;③夫妇一方有开放性神经管畸形的孕妇;④夫妇一方有先天性代谢缺陷,或生育过先天性代谢缺陷儿的孕妇;⑤夫妇一方是X连锁隐性遗传病致病基因携带者的孕妇;⑥有原因不明的习惯性自然流产、死胎、畸胎史,或生育过智力障碍患儿的孕妇;⑦超声波检查胎儿或羊水量异常的孕妇;⑧夫妇一方有致畸因素接触史的孕妇;⑨有遗传病家族史的孕妇;⑩血清学筛查异常的孕妇。

（三）产前诊断的临床技术

产前诊断的临床技术包括侵入性和非侵入性两类。侵入性产前诊断技术多年来一直为临床广泛应用。近年来，虽然非侵入性产前诊断得到了迅速发展，但仍然无法取代传统的技术，目前侵入性产前诊断技术仍然是主要的产前诊断技术。

1. 侵入性产前诊断技术 包括绒毛膜取样法、羊膜腔穿刺术、脐带穿刺术、胎儿镜检查、植入前诊断等。可以根据妊娠阶段选用不同的取材方法。一般孕早期取绒毛，孕中期经羊膜腔穿刺取羊水、经胎儿镜取胎儿标本、直接经腹壁取脐静脉血等。

（1）绒毛膜取样法：绒毛膜取样法是妊娠早期最常见的诊断方法，它是在 B 超监视下，用取样器经子宫颈或经腹进入子宫，到达叶状绒毛膜位置吸取绒毛（图 14-1）。一般在妊娠 7～9 周时进行。获取绒毛后可以进行染色体核型分析、胎儿性别鉴定、生化检查和基因诊断等。绒毛膜取样法的优点是检查时间早，需要做出选择性流产时，给孕妇带来的损伤和痛苦较小。缺点是经子宫颈取样时，标本容易被污染；母体和胎儿容易受感染；由于 1％～3％的绒毛出现染色体镶嵌型，可使结果出现假阳性或假阴性。

（2）羊膜腔穿刺术：羊膜腔穿刺术亦称羊水取样（图 14-2），是指在 B 超监视下，用消毒注射器经腹壁穿过子宫壁进入羊膜腔抽取胎儿羊水的方法。它是应用最广泛、最安全的侵入性产前诊断技术。穿刺的最佳时间在妊娠 16～20 周，此时羊水量多、羊水中活细胞比例大，有利于羊水细胞培养和染色体制备，从而进行染色体核型分析、性染色质检查、酶的含量检测和基因诊断。羊膜腔穿刺术适用于诊断染色体病、遗传性代谢病、神经管缺陷、宫内感染等。

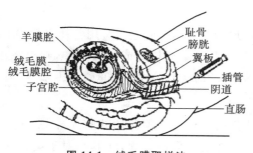

图 14-1　绒毛膜取样法

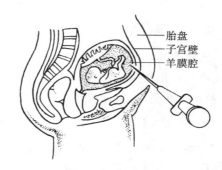

图 14-2　羊膜腔穿刺术

知识链接

羊膜腔穿刺术相关并发症

目前，妊娠中期羊膜腔穿刺术是最安全的侵入性产前诊断操作，但是仍然存在母儿并发症。主要并发症有：①胎儿丢失，据统计超声波引导下进行羊膜腔穿刺术的胎儿丢失率约为 0.5％；②羊水溢漏，发生率为 1％～3％；③羊膜绒毛膜炎，由于操作造成感染，可导致死胎。

（3）脐带穿刺术：脐带穿刺术是指在 B 超监视下，用一细针经腹壁穿过子宫进入胎儿脐带抽取胎儿血样的方法。一般在妊娠 18 周后至分娩前均可进行，与羊膜腔穿刺相比，难度较大，手术并发症也较高。但是，由于可以直接获取胎儿血，既可进行快速染色体核型分析，直接诊断胎儿血液系统疾病，又可用作因错过绒毛膜取样或羊膜腔穿刺最佳时机或羊水检查失败的补救措施。

（4）胎儿镜检查：又称羊膜腔镜或宫腔镜检查，它是指将胎儿镜从孕妇腹壁穿刺经子宫壁进入羊膜腔，直接诊断胎儿体表畸形，进行羊水或胎血取样，同时也可进行宫内治疗。近年来，随着高分辨超声波的出现，用胎儿镜诊断体表畸形已经被高分辨超声波检查所代替，妊娠中期胎儿镜的功能已经由诊断转向治疗领域。此项检查的最佳时间是妊娠 18～20 周。

（5）植入前诊断：植入前诊断是指在受精后 6 天胚胎着床前取出部分细胞检测疾病，从而筛选出正常的胚胎移植入子宫。植入前诊断是在妊娠发生之前进行，孕妇即可避免生育遗传病患儿，又不必进行选择性流产，这是遗传病产前诊断技术的新进展。

2. 非侵入性产前诊断技术 主要包括 B 超检查、X 线检查、母血中胎儿细胞检查、母血中胎儿 DNA 检查等。

（1）B 超检查：B 超检查是一种简便、安全、对胎儿和母体基本无创伤的检测方法，因此，也是目前首选的产前诊断方法。它不仅能观察胎儿活动、确定孕龄、鉴别多胎、了解胎儿生长发育情况，而且能详细地检查胎儿的形态结构、检测胎儿畸形。可以诊断的疾病有神经管缺陷、脑积水、无脑畸形、唇裂、腭裂、颈部囊状淋巴管瘤、先天性心脏病、胸腔积液、食管闭锁、先天性幽门狭窄、多囊肾、先天性巨结肠、短肢缺陷、脊柱裂等。

（2）X 线检查：X 线检查一般在妊娠 24 周后进行，可用于诊断无脑儿、脑积水、脊柱裂等骨骼畸形。诊断剂量的 X 线照射，对胎儿并无不良影响。

（3）母血中胎儿细胞检查：妊娠 33 天开始可以从孕妇血中检测到胎儿细胞，随着孕龄的增加，胎儿细胞的数量也逐渐增加。由于母血中胎儿细胞的含量很少，需要采用一系列的技术对胎儿细胞进行富集和分离。获得的胎儿细胞可用于基因诊断或诊断染色体异常。

（4）母血中胎儿 DNA 检查：1997 年有人用 PCR 技术，证明在孕妇外周血清和血浆中存在游离的胎儿 DNA，同胎儿细胞相比，胎儿 DNA 的浓度较高。此项检查已经成功地用于鉴定胎儿性别和 Rh 血型，而且有报道证实可以诊断父系遗传性疾病、β 地中海贫血等。近年来有学者用 RT-PCR 技术，证实孕妇血浆中存在胎儿 RNA，母血中胎儿 RNA 可望用于产前诊断。

三、孕期保健

母亲怀孕后，胎儿完全依靠母体生存，孕妇的健康、营养、环境、情绪等对胎儿的生长发育影响极大，因此，加强孕期保健就显得尤为重要。孕期保健是根据妊娠各期的特点，对孕妇和胎儿进行的预防保健工作，以保障孕妇健康、减少遗传病和先天缺陷患儿的出生，这也是提高出生人口素质，实现优生的根本措施。

（一）早期妊娠保健

妊娠 12 周及以前的妊娠称为早期妊娠。孕早期胎儿初具雏形，是胚胎各器官发生的关键时期,也是致畸敏感期,所以这一时期孕妇要避免有毒害因素的影响,如噪声、X射线、病原体感染等。同时孕妇要注意营养平衡,合理安全用药,养成良好的生活习惯,不吸烟、不饮酒,保持心情舒畅,避免接触不良环境。

(二)中期妊娠保健

第13~27周的妊娠称为中期妊娠。孕妇要进行系列产前检查,以了解孕妇的健康情况和胎儿的生长发育。由于此期的胎儿生长发育迅速,对营养的需求量很大,因此孕妇要摄入充足的蛋白质,以满足胎儿脑细胞的增殖,促进胎儿正常智力发育。还要在孕妇营养中供给适量的维生素:补铁以预防贫血,补钙以供胎儿骨骼发育,补锌以增进脑发育。孕妇膳食也要注意荤素兼备,精细搭配,少食多餐,品种多样化。此外,要有意识地进行孕期胎教,以促进胎儿身心健康和智力发育。而且孕中期也是很多遗传病和先天异常的最佳筛选期,如发现胎儿异常,均应向夫妻双方说明情况,并提出医学意见。

(三)晚期妊娠保健

第28周及以后的妊娠称为晚期妊娠。孕晚期的胎儿发育最快,体重增加最明显,应注意补充营养,定期进行产前检查,及时发现并纠正异常胎位,注意防治妊娠并发症。还应对胎儿宫内安危进行监护,及时纠正胎儿缺氧,预防新生儿窒息和新生儿缺血缺氧性脑病引起的智力低下。

四、出生缺陷干预

(一)出生缺陷的概念及其现状

出生缺陷(birth defect)是指新生儿出生时即在人类正常范围之外,出现各种形态和结构的异常。出生缺陷的范围比较广泛,除了包括先天畸形所指的胎儿身体结构的异常外,还包括基因和染色体异常,凡是胚胎或胎儿在发育过程中发生的结构、功能、代谢及行为异常都属于此范畴。出生缺陷的发生原因比较复杂,在本章第一节已有专门介绍。由于出生缺陷的种类繁多,就使得出生缺陷干预的研究呈现出复杂性和多样性。

我国社会经济不断发展,人们的生活水平有所提高,医疗条件有所改善,导致婴儿死亡的传染性疾病和感染性疾病逐渐得到控制,出生缺陷已经成为婴儿死亡的最主要原因。目前我国的现状,出生缺陷监测仍然以先天畸形为主要监测种类。1996—2003年,我国卫生部组织约500所医院联合全国出生缺陷监测网、全国5岁以下儿童监测网、全国孕产妇死亡监测网一起对出生缺陷进行监测,结果显示:先天性心脏病和唇腭裂的发生率最高;由于无脑畸形的发生率明显下降导致神经管畸形的发生率由第2位下降到第4位;随着35岁以上高龄产妇比例的增加,高龄产妇的胎儿出生缺陷发生率明显高于其他年龄段。

(二)出生缺陷的类型

出生缺陷包括变形缺陷、断裂缺陷、发育不良、畸形四类。

1. 变形缺陷 由胎儿在子宫内时,身体的某些部位受到异常的压力引起。变形只会引起形态上的异常,导致骨骼弯曲,关节被压向异常方向,胎儿在其他方面不会受到影响。

2. 断裂缺陷 胎儿身体的某些部位在发育过程中由于某种原因引起的外伤,这是比较严重的一种出生缺陷,如肢体缺如、面颊裂开、腹壁裂开等。

3. 发育不良 因身体的某些组织不能制造一些特殊的蛋白质所致,这类畸形的发生时间较晚且肉眼不易识别,如骨发育不全等。

4. 畸形 在胚胎形成早期由于身体结构局限性发育异常所致,如兔唇等。

（三）出生缺陷干预的意义

我国的一项基本国策就是实行计划生育,提倡少生优生,提高出生人口素质。而我国出生缺陷的总发生率为 4%～6%,每年将有 80 万～120 万出生缺陷患儿出生,其数量居世界首位。我国 2002 年婴儿死亡率为 29.2%,其中先天缺陷占 16.5%,位居死因第三位。婴儿死亡率是反映社会进步、国民健康的一个重要指标,因此我国要全面建成小康社会很重要的一个任务就是减少出生缺陷的发生、降低婴儿死亡率。随着现代科学技术的发展,预防和控制出生缺陷已成为可能。推广实施出生缺陷干预工程是提高我国人口素质的重要战略决策。出生缺陷干预工程,是在政府领导下,研究适应中国人口国情和社会经济发展模式,旨在提高出生人口质量的系列工程。通过实施出生缺陷干预,建立系统化的干预监测技术管理服务体系,形成计划生育多功能网络,有效地降低出生缺陷的发生率,提高出生人口素质,促进计划生育事业的发展。

（四）出生缺陷干预的步骤

实施出生缺陷干预的步骤:①进行流行病学和社会学调查,确定出生缺陷的种类、普遍性、严重性及影响因素;②确定出生缺陷干预的种类和策略,提出可行的干预方法并评估其有效性和可行性;③制定有远期效应的干预方案;④进行试点研究,开展干预技术和措施的引入性试验,发动社区进行优生优育教育,进行监测、信息和服务网络的建设及人员培训;⑤建立评估体系;⑥优化干预方案,建立标准、规范的技术体系,确定恰当的技术措施组合;⑦政策开发、信息交流和大规模推广。

（五）出生缺陷干预的策略

预防工作有助于控制出生缺陷的发生率。出生缺陷干预的关键在于预防。目前,我国对出生缺陷的预防采取"三级预防"策略:一级预防是去除病因,防止出生缺陷患儿的发生;二级预防是通过早发现、早诊断和早采取措施,减少出生缺陷患儿的出生;三级预防是对出生缺陷患儿进行积极治疗,减少患儿痛苦,延长患儿寿命。出生缺陷干预一定要以一级和二级预防为重点,实施三级预防综合干预。要以社区为基础,实现计划生育和卫生部门与社区、家庭和育龄夫妇的良好合作,使育龄妇女在计划受孕前和整个妊娠过程都保持一个良好的精神状态和健康的体质,尽可能地生育健康孩子,提高出生人口素质。

案例 14-1 分析

1. 根据咨询者曾有 Down 综合征阳性的生育史,建议首先做 B 超检查和母体血清筛查。

2. 得到阳性检查结果后,建议进一步做产前诊断,如羊膜腔穿刺术,利用羊水细胞培养进行胎儿细胞染色体核型分析以明确诊断。

3. 确诊胎儿染色体核型为 Down 综合征时,要向孕妇及家属解释其症状和预后,建议尽早终止妊娠。

小 结

优生学是应用医学遗传学的原理和方法,改善人类遗传素质的一门科学。优生学分为负优生学和正优生学两大类。负优生学是防止或减少有严重遗传性和先天性疾病的个体出生,又称预防性优生学或消极优生学。正优生学是促进体能和智能上优秀的个体出生,又称演进性优生学或积极优生学。

影响胚胎在宫内正常生长发育的因素有遗传因素、环境因素和营养因素。染色体畸变和基因突变是影响优生的主要遗传因素。环境因素主要有生物因素、物理因素、化学因素、药物因素和吸烟、酗酒等。环境中的有害因素会影响胎儿器官的正常发育,诱发畸形,严重时还会引起流产、早产、死产等。胎儿生长发育所需的各种营养全部来自母体,因此,对孕期妇女的营养需要应加以调整,能量、矿物质和维生素等都需要适量补充。

目前,大多数遗传病尚无有效的根治方法,因此遗传病的预防就显得尤为重要。遗传咨询是指咨询医师就咨询者提出的有关遗传病的各种问题给予回答和医学指导的过程。一般包括五个步骤:获取信息、明确诊断、评估再发风险、提出对策和措施、随访和扩大咨询等。遗传筛查是指在人群中对某种特定的基因型进行普查。遗传筛查包括产前筛查、新生儿筛查、携带者筛查及症状前筛查。通过筛查可以及早发现遗传病患者或致病基因携带者,并尽早采取相应措施,进而达到控制疾病的目的。

我国采取的优生措施以预防性优生为主,主要包括婚前检查、产前诊断、孕期保健和出生缺陷干预四个方面。婚前检查是对准备结婚的男女双方可能患影响结婚和生育的疾病进行医学检查。产前诊断是利用各种诊断技术,对胎儿疾病做出宫内遗传学诊断。产前诊断的临床技术包括侵入性和非侵入性两类。侵入性产前诊断技术是传统的诊断技术,包括绒毛膜取样法、羊膜腔穿刺术、脐带穿刺术、胎儿镜检查、植入前诊断等。孕期保健是根据妊娠各期的特点,对孕妇和胎儿进行的预防保健工作,以保障孕妇健康、减少遗传病和先天缺陷患儿的出生。出生缺陷是指新生儿出生时即在人类正常范围之外,出现各种形态和结构的异常。出生缺陷干预的关键在于预防,我国通过采取“三级预防”策略,可以有效地降低出生缺陷患儿的出生,提高出生人口素质。

能力检测

一、名词解释

优生学 负优生学 正优生学 遗传咨询 遗传筛查 婚前检查 产前诊断 出生缺陷

二、选择题

1. 下列优生措施中,属于负优生学范畴的是( )。

A.人工授精   B.遗传咨询   C.试管婴儿

D.产前诊断   E.胚胎移植

2. 影响优生的生物因素有( )。

A. 电离辐射　　　　　　　　B. 维生素　　　　　　　　　C. 链霉素

D. 风疹病毒感染　　　　　　E. 吸烟

3. 妊娠早期叶酸缺乏会引起胎儿(　　)。

A. 缺铁性贫血　　　　　　　B. 神经管畸形　　　　　　　C. 佝偻病

D. 甲状腺功能低下　　　　　E. 先天性耳聋

4. 下列不属于遗传咨询原则的是(　　)。

A. 公平的原则　　　　　　　　　　　B. 教育咨询者的原则

C. 指导性的原则　　　　　　　　　　D. 保护隐私的原则

E. 伦理、道德的原则

5. 我国列入新生儿筛查的疾病有(　　)。

A. 苯丙酮尿症　　　　　　　　　　　B. 半乳糖血症

C. 先天性甲状腺功能低下　　　　　　D. G6PD

E. 维生素 D 缺乏性佝偻病

6. 非侵入性产前诊断技术包括(　　)。

A. B 超检查　　　　　　　　　　　　B. 羊膜腔穿刺术

C. 绒毛膜取样法　　　　　　　　　　D. 脐带穿刺术

E. 胎儿镜检查

三、填空题

1. 影响优生的环境因素有_____、_____、_____、_____。

2. 遗传筛查的内容包括_____、_____、_____、_____。

3. 出生缺陷的类型主要有_____、_____、_____、_____。

四、简答题

1. 简述影响优生的因素。

2. 简述遗传咨询的步骤。

3. 我国采取的优生措施有哪些?

4. 简述出生缺陷干预的策略。

(姜炳正)

扫码看答案

第十五章
实 验 指 导

实验一 显微镜使用和细胞标本制作与观察

【实验目的与要求】

(1) 说出:光学显微镜各部分的名称和功能。

(2) 说出:细胞的基本结构;显微镜的保护方法。

(3) 学会:临时切片的制作与观察;低倍物镜和高倍物镜的使用。

【实验用品与材料】

显微镜(图 15-1)、载玻片、盖玻片、洋葱、染色液、滤纸、擦镜纸、人口腔上皮细胞切片、2%碘液、消毒棉球、镊子、生理盐水等。

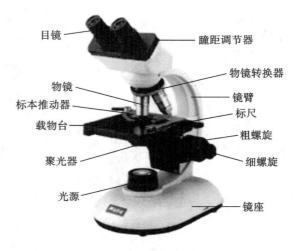

图 15-1 显微镜的结构示意图

【实验方法和步骤】

一、光学显微镜的结构

（一）机械装置

1. 镜座 马蹄形或方形,起支持和稳定作用。

2. 镜柱 镜座上面的一直立短柱,与镜臂相连。

3. 镜臂 镜柱上方的弓形部分,为取送显微镜时的手握部分,其上下两端分别有镜筒和载物台。

4. 载物台 方形,用以放置标本片,中央有一通光孔。

5. 标本推动器 连有一个可动弧形弹簧夹(右侧),其下方一侧有两个旋钮,可以使玻片标本左右移动。

6. 镜筒 圆柱形,长 160 mm,直立或者倾斜。上接有目镜,下有物镜转换器。

7. 物镜转换器 凸形圆盘,有 3～4 个物镜孔,一般装有 3～4 个物镜。更换物镜时,转动物镜转换器,使盘内的"T"形卡与物镜孔的边缘刻缺相吻合,即可使物镜与光轴同心。

8. 调节器 有粗调节器和细调节器。粗调节器又称粗螺旋或粗调,通常低倍镜下用;细调节器又称细螺旋、微调旋钮、细调或细准焦螺旋,多在高倍镜、油镜下用。

（二）光学系统

1. 目镜 短圆筒状,装于镜筒的上方,放大倍数有 5 倍、10 倍、15 倍之分,分别标有 5×、10×、15×字样,目镜筒内可沾一段头发或者细钢丝,用作指针,以指明所观察目的物的位置。

2. 物镜 装在物镜转换器上,分低倍镜(4×、10×)、高倍镜(40×)和油镜(100×),分别以红、黄、蓝、白圈表示。

3. 照明装置 位于底座,开关位于底座的一侧,旁边有旋钮可以调节光线明暗。

4. 聚光器 位于载物台通光孔下方,由一组透镜组成,其作用是将光线集中投向标本片,以增强亮度。旁边的小螺旋用来升降聚光器,上升聚光器时,光线增强,下降聚光器时,光线减弱。

5. 光圈 位于聚光器下方,由多个金属片构成。拨动外侧的小柄可以使光圈扩大或者缩小,以调节亮度。有的光圈上面有一些刻度,分别是 4、10、40、100,分别使在不同物镜下光圈大致对应在合适位置。

二、显微镜的使用

（一）显微镜取放

右手握镜臂,左手托镜座,取出显微镜,轻放在试验台偏左方,距桌边 5～10 cm 为宜,左方以使用者左眼看到右侧目镜为准;调整凳子的高度;检查显微镜是否完好。

（二）低倍镜的使用

1. 准备 从侧面注视物镜,转动物镜转换器使低倍镜(4 倍)对准通光孔,打开光圈对准(4)。

2. 调光 插上电源、打开开关,上升聚光镜,双眼睁开,用左眼在右侧目镜上观察,调节调光旋钮,使视野内均匀明亮。

3. 置片 将标本片有标本的一面向上置于载物台上,使标本对准通光孔以弹簧夹夹住。调节标本推动器,可以使玻片标本左右或前后移动,把材料所在的位置调节到通光孔的范围内。

4. 调焦 从侧面注视物镜,转动粗螺旋,上升载物台到最高,再用左眼从目镜中观察视野,同时转动粗螺旋使物镜缓慢下降,直到视野中物像清晰为止。此后改用细螺旋,稍加调节焦距,使物像最清晰。

5. 提高 从侧面注视物镜,转动物镜转换器,调到 10 倍物镜。调节光圈对准(10),调节粗螺旋和细螺旋,直到视野中出现清楚物像为止。

（三）高倍镜的使用

在低倍镜下找到清楚物像后,将要放大观察的部位移到视野中央。

1. 换镜 从侧面注意物镜,转动物镜转换器,调到高倍镜(40),调节光圈到对准(40)。

2. 调焦 用左眼观察,用细螺旋调节焦距(禁止用粗螺旋,以免损坏镜头和标本片),一般上下转动 1～2 圈,直到物像清晰为止。

3. 观察 观察图像。

4. 重调 如果找不到,需要重调,将物镜转回低倍（不要下降载物台）,从低倍镜到高倍镜重新调节。

5. 去片 先观察物镜,转动物镜转换器使 4 倍低倍物镜对准通光孔,移去标本片。

6. 换片 一标本片观察完毕,如需换用另一标本片时,将物镜转回低倍（不要下降载物台）,取出标本片,再换新片,然后从低倍镜到高倍镜重新调节。

（四）显微镜归位

下降载物台,转动转换器,把两个物镜偏到两旁,使四个物镜成"X"形;把光圈调到最小;把光线调到最小;关闭开关,拔下电源,把电源线缠绕在显微镜上。右手握镜臂,左手托镜座,按要求放到指定位置。

三、洋葱表皮细胞临时切片制作和观察

（一）洋葱表皮细胞临时切片制作

1. 备片 洗净载玻片、盖玻片,晾干备用。

2. 取材 用镊子撕取洋葱外表皮展开于载玻片中央。

3. 盖片 用镊子夹起盖玻片使它的一侧先接触载玻片,然后缓缓放平。

4. 染色 在盖玻片的一侧滴加碘液,用吸水纸在另一侧吸引,重复 2～3 次,使染液浸润到标本的全部。

（二）观察洋葱表皮细胞临时切片

根据显微镜使用流程,找到物像,进行观察。观察洋葱表皮细胞:可见细胞形态多为六边形或近似六边形,细胞壁为包围在细胞最外的一层结构,细胞膜为紧贴细胞壁的一层薄膜,细胞质为细胞壁内的胶状物。细胞核近似于球形或椭圆形,位于细胞的中央或一侧边缘,核内可见 1～3 个核仁(图 15-2)。

四、人口腔上皮细胞临时切片制作和观察

(一) 人口腔上皮细胞临时切片制作

1. 备片 洗净载玻片、盖玻片,晾干备用。

2. 漱口 用清水漱口。

3. 取材 在载玻片上滴加 1～2 滴生理盐水,用消毒牙签的一端在口腔颊部轻轻地刮取黏膜细胞,均匀地涂在载玻片中央。

4. 盖片 镊子夹起盖玻片,使它的一侧先接触载玻片,然后缓缓放平。

5. 染色 在盖玻片的一侧滴加碘液,另一侧用吸水纸吸引,重复 2～3 次,使染液浸润到标本的全部。

(二) 观察人口腔上皮细胞临时切片

根据显微镜使用流程,找到物像,进行观察。观察口腔上皮细胞:可见细胞呈近球形,细胞膜完整,细胞质呈淡黄色,细胞核一个,呈圆形,位于中央,染色呈深黄色(图 15-3)。

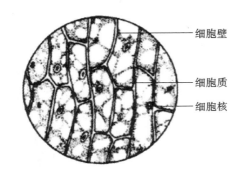

图 15-2 洋葱表皮细胞图

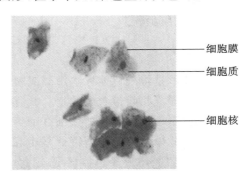

图 15-3 人口腔上皮细胞图

五、显微镜的保护方法

显微镜是一种精密仪器,必须正确使用和保护。具体如下:

(1) 取送显微镜时,要轻拿轻放,切勿斜提和前后摆动。

(2) 检查显微镜是否完好,如有损坏立即报告。

(3) 镜身用绸布擦拭,光学和照明部分用擦镜纸擦拭。

(4) 不要随便取下目镜,以免落入灰尘,影响观察效果。

(5) 观察临时装片时,要加盖玻片,并不得倾斜载物台。

(6) 切忌水、酒精、腐蚀性药品等污染显微镜。

(7) 置片时,应将有标本的一面朝上,否则,使用高倍镜和油镜将找不到物像。

(8) 用油镜后,油镜和标本片必须用二甲苯等擦拭三遍以上。

(9) 使用完毕,应下降载物台到最低,并将物镜旋转开(使镜头不正对通光孔),使物镜接近载物台,将显微镜放回原处。

【实验报告及思考】

(1) 绘制洋葱表皮细胞的高倍镜图。

（2）绘制人口腔上皮细胞的高倍镜图。

（3）写出显微镜的保护方法。

（白　玉）

实验二　人体染色体核型分析

【实验目的与要求】

（1）学会：人类染色体 G 显带核型分析的方法。

（2）说出：人体各条染色体特征。

【实验用品与材料】

剪刀、镊子、直尺、胶水、铅笔、橡皮、剪贴纸；正常人外周血淋巴细胞 G 显带中期核型影印件等（附录 A）。

【实验方法与步骤】

一、实验方法

G 显带技术是将染色体标本用碱或胰蛋白酶溶液处理后，再用 Giemsa 染料染色，使整条染色体显示深浅相间带纹的技术。G 显带方法简便，带纹清晰，染色体标本可长期保存，因此被广泛应用于染色体病的诊断和研究中。G 显带技术使各条染色体都呈现出独特的带纹。每对同源染色体的带型特征基本相同且相对稳定，不同对染色体的带型特征不同，因此通过 G 显带技术对染色体核型进行分析，可准确地识别每号染色体，同时也可以识别染色体畸变的类型。

二、实验步骤

1. 剪　将照片上（附录 A）的每条染色体按其轮廓沿其边缘逐个剪下，收藏好。

2. 排

（1）分组：根据各组染色体特点，找出 A、B、C、D、E、F 和 G 各组的染色体和性染色体；C 组较难辨认可放于最后鉴别。正常人类染色体 G 显带带型识别主要特征见表 15-1。

（2）配对：将每组中形态最相近的两条配对摆好。

（3）排序：根据染色体各自特点，对各组中每对染色体进行排序。

（4）编号：根据全部染色体的排列顺序，给各对染色体编号。

3. 贴　将每条染色体贴到剪贴纸（附录 B）的相应位置。粘贴时，要整齐美观：染色体着丝粒的位置对准虚线，短臂在虚线上边，长臂在虚线下边。

4. 析　描述其核型，确定分析的对象是正常，还是发生染色体畸变；如果发生染色体畸变，可确定畸变类型。

表 15-1　正常人类染色体 G 显带带型识别主要特征

染色体组	号	着丝粒位置	短臂（p）	长臂（q）
A	1	近中	近侧段有 2 条深带，第 2 条深带稍宽；远侧段有 3～4 条淡染的深带	次缢痕紧贴着丝粒，着色程度不一，形成可变区；其余部位 5 条深带中间深带最宽
	2	亚中	4～5 条深带，中段 2 条靠较近，有的合并为 1 条	5～8 条深带，第 3 条深带和第 4 条深带有时融合
	3	近中	近侧段 1 条较宽深带，中段 1 条宽阔的浅带，远侧段有 1 条较窄浅染深带	近侧段和远侧段各有 1 条较宽的深带；中段有一条明显和宽阔的浅带
B	4	亚中	2 条深带，近侧深带染色较浅	4 条均匀分布的深带；近着丝粒深带较恒定，可与 5 号相区别
	5	亚中	2 条深带，远侧深带宽而浓	中段 3 条深带染色深，有时融合成一条宽阔深带
C	6	亚中	中段有 1 条明显浅带；近侧深带紧贴着丝粒；远侧 1 条深带，有时可见 2 条	5 条深带，近侧深带紧贴着丝粒；远侧深带染色较浅
	7	亚中	3 条深带；远侧深带着色浓而宽	3 条深带；远侧深带着色浅
	8	亚中	2 条深带，2 条深带之间有 1 条明显的浅带。这是与 10 号染色体区别的主要特征	3 条分界极不明显的深带，远侧 1 条染色较深
	9	亚中	3 条深带，中段和远侧段可合并成一条深带	2 条明显深带，次缢痕区不着色
	10	亚中	2 条深带，有时整个短臂淡染，带之间分界不清晰	3 条深带，近侧 1 条深带浓染，且恒定，与 12 号相区别
	11	亚中	1 条深带，有时可见 2 条深带	中段 1 条明显较宽深带（有时可见 2 条），与近侧深带间有 1 条宽阔浅带，与 12 号相区别
	12	亚中	1 条深带	中段有 1 条很宽的深带，与近侧段深带之间有 1 条较窄的浅带 3 与 11 号相区别
	X	亚中	中段有 1 条明显的深带	4～5 条深带，近中段 1 条最明显
D	13	近端	着丝粒深染	4 条深带，第 1、第 4 条较窄，着色较浅
	14	近端	着丝粒深染	4 条深带，近侧和远侧各有 1 条明显深带，区别于 D 组其他染色体
	15	近端	着丝粒深染	4 条深带，中段有 1 条明显的深带，近侧段可见 1～2 条淡染深带，远侧浅染

续表

染色体组	号	着丝粒位置	短臂(p)	长臂(q)
E	16	近中	2条较淡的深带,有时可见2条深带	中段和远侧各有1条明显深带;次缢痕紧贴着丝粒,长度着色程度不一,形成可变区
	17	亚中	1条深带	远侧段1条深带,其与近侧段的深带之间有1明显宽的浅带
	18	亚中	一般浅染	近侧段和远侧段各有一条明显的深带
F	19	近中	着丝粒深染,其余均为浅带	着线粒深染,其余均为浅带
	20	近中	有1条明显深带,一般短臂比长臂染色深	中段和远侧段可见1~2条浅染的深带,有时全为浅带
G	21	近端	着丝粒浅染	近侧段有一明显深染较宽的深带
	22	近端	着丝粒深染	2条深带,近侧1条着色深而紧贴着丝粒,呈点状,中段1条浅染
	Y	近端		远侧段1/2~2/3区段浓染,有时整个长臂被染成深带,有时可见2条深带

【实验报告及思考】

（1）每人剪贴一张人体外周血淋巴细胞 G 显带分裂中期核型照片并写出核型（剪贴在附录 B 上）。

（2）简述 G 显带各号染色体的特征。

知识链接

染色体标本制备——人体外周血淋巴细胞培养

由于人体外周血中的小淋巴细胞大多处于 G_0 期,几乎都不具有分裂增殖能力,因此在离体血细胞培养中很难找到正在分裂的淋巴细胞,需采用刺激细胞增殖措施。在培养液中加入植物凝集素(PHA),它可以刺激 G_0 期的小淋巴细胞转化为淋巴母细胞,重新进入有丝分裂期。在 PHA 的作用下,分裂期的细胞增多,但都处于分裂的不同时期。为了积攒更多的分裂中期细胞,需在终止细胞培养前数小时加入适当浓度的有丝分裂阻断剂——秋水仙素(特异地抑制纺锤丝的形成),使细胞分裂停滞于中期,以此可获得大量分裂中期细胞。此方法已在临床医学、病毒学、药理学、遗传毒理学方面广泛应用。

（崔　越）

实验三　人类 X 染色质的标本制作与观察

【实验目的与要求】

(1) 说出：人类 X 染色质的形态结构。

(2) 学会：X 染色质标本的制作方法；识别 X 染色质。

(3) 知道：X 染色质的形成原理及 X 染色质检查的意义。

【实验用品与材料】

光学显微镜、牙签、载玻片、盖玻片、镊子、染色缸、滴管、量筒、烧杯、人口腔颊部黏膜细胞、0.85％生理盐水、硫堇染液、甲醇、冰醋酸、酒精、HCl、蒸馏水等。

【实验方法与步骤】

一、实验方法

根据莱昂假说，正常女性体细胞中的两条 X 染色体中，只有一条 X 染色体有转录活性，另一条 X 染色体无转录活性，在间期细胞核中呈异固缩状态，形成一个大小约 $1~\mu m$ 的、紧贴于核膜内侧边缘的浓染小体，被称为 X 染色质。X 染色质存在于间期细胞核中，可被特异的染料染色呈深色而显示出来，代表了失活的 X 染色体。

二、实验步骤

1. 取材　先漱口 2～3 次，将口腔内杂物漱出。然后用牙签的钝面刮取口腔颊部黏膜细胞，涂于清洁、干燥的载玻片上，晾干。

2. 解离　在固定好的载玻片上滴加适量的 1 mol/L HCl，静置解离 10 min。

3. 漂洗　用吸水纸吸去 HCl，倾斜载玻片，用蒸馏水由上往下滴加清洗 3 次。

4. 染色　往载玻片上滴加适量硫堇染液，染色 10～20 min（时间由染液浓度决定）。

5. 漂洗　用吸水纸吸去染液，倾斜载玻片，用蒸馏水由上往下滴加清洗 3 次。

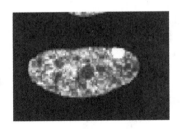

图 15-4　X 染色质

6. 镜检　将制好的玻片放到显微镜下观察（图 15-4）。

【实验报告及思考】

(1) 简述 X 染色质的形成机制。

(2) 绘制 X 染色质图像。

(3) 取 50 个细胞，计算 X 染色质出现率。

【注意事项】

(1) 清洗载玻片，保证绝对洁净。

(2) 刮口腔颊部黏膜前要漱口，防止口腔细菌和食物残渣污染。

（3）第一次刮下的脱落细胞弃去，在原位重复刮 2～3 次。

（4）涂片略干再加 HCl。

（5）染色时间不要太长，否则核质着色深，不易区分；时间过短则着色不够，难以观察。

（6）可数细胞的标准：核质染色呈网状或颗粒状；核膜清晰，无缺损；染色适度，周围无杂质。

（白　玉）

实验四　显微镜使用和细胞分裂

【实验目的与要求】

（1）学会：油镜使用。

（2）说出：显微镜的保护方法。

（3）学会：在光学显微镜下，找出有丝分裂各期典型图。

（4）说出：有丝分裂各期特点。

【实验用品与材料】

显微镜、香柏油、二甲苯、擦镜纸、洋葱根尖切片、马蛔虫子宫切片等。

【实验方法和步骤】

一、油镜使用

在高倍镜下找到物像后，将要观察的部位移到视野中央。

1. 加油　转开高倍镜，把 4 倍物镜对准通光孔，在要观察的切片部位滴上一滴香柏油。

2. 换镜　从侧面注视，转动旋转盘，将油镜浸入香柏油中。把光圈调到 100 或最大。

3. 调焦　左眼观察，用细螺旋调焦，直到物像清晰为止。如果找不到，需要重调，将物镜转回低倍物镜，在低倍镜下找到后，直接转动物镜转换器转到油镜下调节（不要再转到高倍镜调节）。

4. 观察　观察图像。

5. 换片　观察完毕，如需换用另一切片时，将物镜转回低倍镜（不要下降载物台），取出玻片，再换新片，然后从低倍镜（4）转到油镜重新调节。

6. 去片　转动物镜转换器从油镜直接转到低倍镜（4）下，使 4 倍物镜对准通光孔，移去标本片。

7. 擦拭　下降载物台到最低，取下标本片，然后用擦镜纸蘸少许二甲苯将镜头、玻片上的香柏油擦干净。朝同一方向擦油镜，然后再同方向擦标本片，重复三次以上。

二、观察洋葱根尖细胞有丝分裂标本片

（一）低倍镜观察

将洋葱根尖切片置于低倍镜下观察，选择分裂象较多分生区部位，并将其移至视野中

央后转换为高倍镜(图 15-5)。

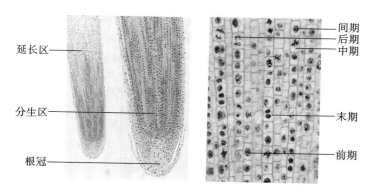

左侧标注（从上到下）：延长区、分生区、根冠

右侧标注（从上到下）：间期、后期、中期、末期、前期

图 15-5 显微镜下洋葱根尖(左)及根尖细胞(右)图

左:4 倍物镜图;中:10 倍物镜图;右:40 倍物镜图

(二) 高倍镜观察

选择处于不同分裂期的细胞,根据其特征仔细观察和分辨。

1. 间期 核膜完整,核仁 1~3 个,结构较清晰,核内染色质分布均匀。

2. 前期 染色质凝集成染色体;纺锤体形成;核仁渐渐消失,核膜破裂。

3. 中期 染色体浓缩变粗,这时的染色体最清晰、最典型,显示出该物种所特有的染色体数目和形态;每条染色体的两条姐妹染色单体靠着丝粒相连;两极的纺锤丝分别附着在着丝粒两侧;在两极的纺锤丝作用下,染色体移动到细胞中央赤道面上。

4. 后期 排列在赤道面上的每一条染色体着丝粒纵裂为二,两条姐妹染色单体分开,分开的染色体称为子染色体;随后两条姐妹染色单体以同样的速度移向细胞的两极。

5. 末期 染色体首先解螺旋变成细长的染色质;当染色体到达两极后,纺锤体消失;形成新的核膜,核内出现核仁,形成两个子细胞。

三、观察马蛔虫子宫受精卵细胞有丝分裂标本片

(一) 低倍镜观察

将马蛔虫子宫的横切标本置于低倍镜下观察,可见马蛔虫子宫腔内有许多椭圆形的受精卵细胞,它们均处在有丝分裂的不同时期。每个受精卵细胞都在卵壳之中,卵壳与受精卵细胞之间的腔称为卵壳腔(图 15-6)。找到处于不同时期的细胞,并转换为高倍镜观察。

(二) 高倍镜观察

1. 间期 核膜完整,核仁清晰,核内染色质分布均匀,核附近可见中心体存在。

2. 前期 染色质凝集成染色体;两个中心体移向两极、纺锤体形成;核仁渐渐消失,核膜破裂。

3. 中期 中期染色体浓缩变粗,这时的染色体最清晰、最典型,显示出该物种所特有的染色体数目和形态;每条染色体的两条姐妹染色单体靠着丝粒相连。两极的纺锤丝分别附着在着丝粒两侧;在两极的纺锤丝作用下,染色体移动到细胞中央赤道面上。

4. 后期 排列在赤道面上的每一条染色体着丝粒纵裂为二,两条姐妹染色单体分开,

分开的染色体称为子染色体;随后两条姐妹染色单体以同样的速度移向细胞的两极。

5. 末期　染色体首先解螺旋变成细长的染色质;当染色体到达两极后,纺锤体消失;形成新的核膜,核内出现核仁,形成两个子细胞(图15-7)。

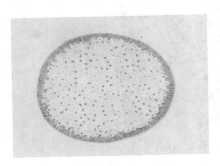

图 15-6　4 倍物镜下马蛔虫子宫横切图

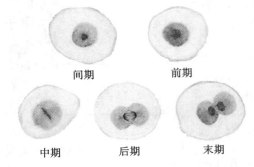

间期　前期

中期　后期　末期

图 15-7　高倍物镜下马蛔虫有丝分裂各期细胞图

【实验报告及思考】

绘出有丝分裂各时期图,并写出其特点。

（白　玉）

实验五　减 数 分 裂

【实验目的与要求】

(1) 学会:在光学显微镜下,找出减数分裂各期典型图。

(2) 说出:减数分裂各期特点。

【实验用品与材料】

显微镜、擦镜纸、洋葱花药细胞减数分裂标本片、马蛔虫细胞减数分裂标本片、香柏油、二甲苯、擦镜纸等。

【实验方法与步骤】

一、观察洋葱花药细胞减数分裂标本片

(一)减数第一次分裂期

减数第一次分裂期也称为减数分裂Ⅰ,可分为前间期、前期Ⅰ、中期Ⅰ、后期Ⅰ、末期Ⅰ。

1. 前间期　减数分裂前间期和有丝分裂相似,完成 DNA 复制,细胞体积较大,核质比较大。前间期的细胞称为初级细胞。

2. 前期Ⅰ　前期Ⅰ持续时间比有丝分裂的前期长,而且过程十分复杂。根据染色体的形态及行为特征,该期又分为:

(1)细线期:核中染色体呈细长的丝状称为染色线。不同染色线弯曲缠绕成一团,排

列无规律,其上有大小不等的颗粒称为染色粒,形似念珠,核仁清楚。染色单体因染色体上某些 DNA 片段的复制尚未完成,所以辨认不出两条染色单体。

(2)偶线期:同源染色体开始配对,形成二价体,一端聚集于细胞膜,另一端散开形成花束状。

(3)粗线期:染色体进一步缩短变粗,在光学显微镜下可看到每个二价体由四条染色单体构成,故又称为四分体。同源染色体上相邻的两个非姐妹染色单体之间发生交叉和互换。

(4)双线期:染色体变得更加粗短。同源染色体开始彼此分开,但是由于同源染色体有许多交叉,两者相互缠绕,故这时同源染色体呈现 Y、V、O、8、∞ 等字母、数字或麻花状。

(5)终变期:染色体进一步螺旋化,变得更短更粗,同源染色体仅在其末端靠交叉点结合在一起。核仁消失、核膜解体。

3. 中期 I 纺锤体形成。靠交叉点连接在一起的二价体两个着丝粒,一个被一极纺锤丝牵引,另一个被相反一极纺锤丝牵引。二价体排列于赤道面。这时所有染色体位于细胞中央,侧面观呈板状,极面观呈空心花状。

4. 后期 I 同源染色体彼此分离,分别向细胞的两极移动。每条染色体的着丝粒尚未分裂,故两条姐妹染色单体仍连在一起,并移向一极。

5. 末期 I 两组二分体型的染色体到达两极后解螺旋变成染色质,纺锤体消失,核仁与核膜重新出现,形成双核细胞。随后胞质分裂,1 个初级细胞形成 2 个次级细胞。

(二)减数第二次分裂期

减数第二次分裂又称为减数分裂 II。类似于有丝分裂的分裂期,但是从细胞形态上看,细胞明显变小,染色体数目变少。又可分为前期 II、中期 II、后期 II、末期 II。

1. 前期 II 2 个次级细胞并列排列,每个细胞的细胞核较小,染色体叠加在一起,区别不大清楚。

2. 中期 II 2 个次级细胞并列排列。侧面观每个细胞的染色体排列细胞中央的赤道面上。极面观可见 2 个并列细胞中的每个细胞染色体排列呈菊花状。

3. 后期 II 2 个次级细胞并列排列。每个细胞的染色体的着丝粒分离,姐妹染色单体分离。侧面观每个细胞出现 2 套染色体。

4. 末期 II 2 个次级细胞并列排列。每个细胞出现新的核膜和核仁,形成双核细胞。

每个细胞在中部内陷,细胞质一分为二,分别形成两个子细胞。2 个次级细胞最终形成 4 个生殖细胞。

二、观察马蛔虫减数分裂标本片

略。

【实验报告与思考】

(1)绘出洋葱花药细胞减数分裂各时期图并写出其特点。

(2)在显微镜下,观察马蛔虫细胞减数分裂各时期图(图 15-8)。

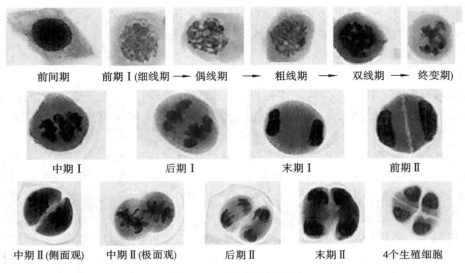

前间期　前期Ⅰ(细线期 ── 偶线期 ── 粗线期 ── 双线期 ── 终变期)

中期Ⅰ　后期Ⅰ　末期Ⅰ　前期Ⅱ

中期Ⅱ(侧面观)　中期Ⅱ(极面观)　后期Ⅱ　末期Ⅱ　4个生殖细胞

图 15-8 减数分裂各期图

（姜炳正）

实验六 人类遗传性状的调查及系谱分析

【实验目的与要求】

（1）学会：正常遗传性状的分析方法。

（2）学会：单基因遗传病的系谱调查、绘制和分析方法。

（3）说出：各种单基因遗传病的系谱特点。

【实验用品与材料】

人类正常性状调查表、系谱分析纸、铅笔、橡皮、尺子等。

【实验方法与步骤】

一、人类正常遗传性状和单基因遗传病的系谱分析步骤

1. 判断单基因遗传病的显隐性 首先观察系谱图，根据系谱特点，判断其是否具有连续传递现象。如果具有连续性，则可能由显性致病基因决定，其传递方式是显性的；如果不具有连续性，则可能由隐性致病基因决定，其传递方式是隐性的。

2. 判断单基因遗传的遗传方式 如果男女出现机会均等，遗传与性别无关，可能属于常染色体遗传；若群体中女性出现率多于男性，女性是男性的 2～3 倍，则可能是 X 连锁显性遗传；若群体中男性出现率远多于女性，系谱中往往只有男性出现，则可能是 X 连锁隐性遗传；若传男不传女，且男性后代的男性全出现，则可能属于 Y 连锁遗传。

3. 验证单基因遗传的遗传方式 在初步推断的基础上，根据系谱写出子代与相关亲代的基因型，验证是否能得到系谱中各代的表现型。如验证结果与题意吻合，则证明推论成立。

二、人类正常性状的调查、系谱绘制和遗传方式分析

（1）发给每位学生一张人体正常性状调查表（附录 C），对表中所列性状先进行自测。对自己的直系亲属以及旁系亲属进行调查，将调查结果填在调查表中。

（2）汇总调查结果并绘制系谱。

（3）分析所调查性状的遗传方式。

三、单基因遗传病的相关基因和基因型书写

单基因遗传病的相关基因和基因型书写见表 15-2。

表 15-2　单基因遗传病的相关基因和基因型书写

遗传方式	致病基因	正常基因	患者基因型	正常基因型
常染色体显性遗传病	A	a	AA、Aa	aa
常染色体隐性遗传病	a	A	aa	AA、Aa
X 连锁显性遗传病	X^A	X^a	女性 $X^A X^A$、$X^A X^a$，男性 $X^A Y$	女性 $X^a X^a$，男性 $X^a Y$
X 连锁隐性遗传病	X^a	X^A	女性 $X^a X^a$，男性 $X^a Y$	女性 $X^A X^A$、$X^A X^a$，男性 $X^A Y$

四、判断遗传方式及基因型

判断图 15-7 至图 15-10 系谱 A、B、C、D 中单基因遗传病的遗传方式，说出判断的依据并写出先证者及其双亲的基因型（A 表示常染色体显性基因，X^A 表示 X 连锁显性基因）。

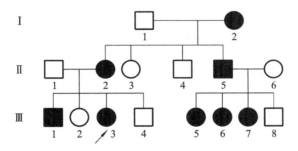

图 15-7　系谱 A

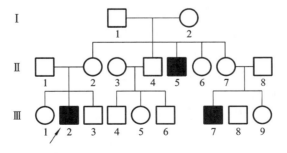

图 15-8　系谱 B

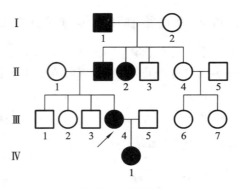

图 15-9　系谱 C

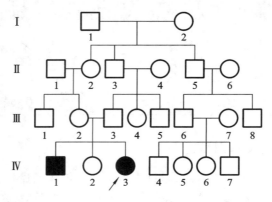

图 15-10　系谱 D

五、依病例绘制系谱,并通过分析回答相应的问题

病例 1　先证者为女性肝豆状核变性患者,通过调查证实:先证者的大哥也患此病。先证者的二姐、四弟以及他们的父母均正常。先证者的姑母、姑父和他们的 2 个儿子、1 个女儿都正常。先证者的叔、婶及其 1 个儿子、1 个女儿都正常。

(1)绘制该家系的系谱。

(2)判断该病属何种遗传方式,为什么?

(3)写出家系中先证者及其双亲的基因型。

病例 2　有一对色觉正常的夫妻,生育 3 个孩子:甲是色盲儿子;乙和丙均是色觉正常的女儿。甲、乙、丙三人后来都与色觉正常的人结婚,甲生了 1 个色觉正常的女儿;乙生了 1 个色盲儿子和两个色觉正常的女儿;丙生了 2 个色觉均正常的儿子。

(1)绘制该病例的系谱图,判断该病属何种遗传方式。

(2)写出各成员可能具有的基因型。

(3)甲的色觉正常的女儿与正常人婚配,后代的情况如何?

(4)乙的色觉正常的女儿与正常人婚配,后代的情况如何?

病例 3　先证者为一女性原发性夜盲症患者,通过调查发现:先证者的 1 个弟弟和 1 个妹妹均正常,父亲患病,母亲正常;先证者的叔叔、婶婶正常,他们的两个儿子也正常;姑姑患病,姑父正常,姑姑的儿子患病女儿正常;先证者的祖父正常,祖母患病。

(1) 绘制该病例的系谱图,判断该病属何种遗传方式。

(2) 在系谱上写出各成员的基因型。

(3) 若先证者的妹妹与其姑姑所生男孩婚配,分析其子女的发病风险。

【实验报告及思考】

(1) 绘制正常性状调查的系谱,分析所调查的性状的遗传方式。

(2) 判断所给系谱的单基因病遗传的遗传方式,写出相应的基因型。

(3) 完成各病例的系谱绘制与分析。

(4) 通过实验,你对系谱分析有哪些体会和认识?

【注意事项】

(1) 选择一种或几种性状进行调查,调查的人数越多越好。

(2) 遇有因手术等原因改变所调查的性状者,以原本的性状为调查结果。

(3) 正确判断系谱的遗传方式是正确写出基因型的基础。

(4) 有时根据现有信息不能确定某人的基因型,可写出其可能的基因型。

【人类一些正常性状特征说明】

1. 前发际　发际是着生头发区域的边缘。有些人的发际在前额中央明显地向前突出,呈 V 字形,有些人前额发际基本上处于平线,呈平齐状。

2. 顶发旋　顶发旋俗称"顶"。头发在头顶部位都有螺纹,有些人不止一个,根据螺纹旋转的方向不同,分为顺时针发旋和逆时针发旋。

3. 眼睑　眼睑俗称"眼皮"。眼睑的形态分为双眼皮和单眼皮两类。

4. 眼色　眼色即虹膜的颜色。虹膜里面是黑色,但虹膜表面有褐色素。因此表里相映显示出茶色和黑色的区别。黑色是由褐色素多所造成的。

5. 耳垂　耳垂的形态分为有耳垂和无耳垂两种情况。有耳垂者,耳垂下悬,与头连接处向上凹陷。无耳垂者,耳垂贴在头部,耳轮一直向下延续到头部。

6. 卷舌　卷舌是将舌的两侧抬高,中部下垂,卷成如同英文字母 U 形,甚至卷成筒状。有的人能卷,有的人则不能卷。

7. 翻舌　舌的一侧边缘能够向上、另一侧边缘向下,使舌翻转 90° 呈直立状为能翻舌。有的人不能翻舌。

8. 食指与无名指长短　食指与无名指的长短不同,检查方法是在白纸上画一横线,手掌向下放于纸上,使中指指尖方向与横线垂直,无名指指尖与横线相齐,看此时食指指尖是在横线的上方还是下方。

9. 小指　将两手自然平放于桌上,肌肉放松,此时小指最末关节或向无名指方向弯曲,或不能弯曲。

10. 头形　头横幅与前后之比例(横幅/前后)大于 0.8 的为短头,俗称"扁头";小于 0.8 的为"长头"。

(刘　静)

实验七 人类皮肤纹理观察与分析

【实验目的与要求】

（1）学会：皮纹的印取方法。

（2）学会：皮肤纹理的分析方法。

（3）知道：皮肤纹理的形成机制。

【实验用品与材料】

白纸、瓷盘、海绵垫、印油、放大镜、直尺、量角器、铅笔等。

【实验方法和步骤】

一、取指纹

（1）取印油适量倒入瓷盘的海绵垫上，涂抹均匀。

（2）洗净双手，晾干。

（3）将 16 开白纸平铺于桌子边缘。

（4）将要取印的手指均匀地涂上印油并将其伸直，其他手指弯曲，由外向内滚动取印，逐一将指纹印取在白纸的相应位置上。

二、取掌纹

（1）把全掌按在海绵垫上，使掌面获得均匀的印油。

（2）先将掌腕线放在白纸上，五指自然分开，由后向前依掌、指顺序逐步放下，以适当的压力将全掌均匀地印在白纸的中央。起手掌时先将手指翘起，然后是手掌和手腕。

三、指纹分析

1. 指纹类型 观察印取的指型图，确定每个指纹的类型，根据指纹中三叉点的有无及数量将指纹分为弓形纹、箕形纹和斗形纹三种类型。

2. 嵴纹计数 从指纹中心到三叉点画一直线，计算直线通过的嵴纹数目，称为嵴纹计数。先对每个指纹进行嵴纹计数，最后计算出双手 10 个手指的嵴纹数相加之和，即总指嵴数（TFRC）。我国汉族正常男性的 TFRC 平均值为 148，正常女性的 TFRC 平均值为 138.5。

四、掌纹分析

1. $\angle atd$ 找出指基三叉点 a、b、c、d 和轴三叉 t，连接 at、dt，然后用量角器测量 $\angle atd$ 的度数。正常人 $\angle atd$ 的度数平均约为 41°，若轴三叉 t 远移，则 $\angle atd$ 的度数增大。当 $\angle atd$ 小于 45°时，轴三叉用 t 表示，称为 t 低位；当 $\angle atd$ 在 45°～56°之间时，轴三叉用 t' 表示，称为 t 中位；当 $\angle atd$ 大于 56°时，轴三叉用 t'' 表示，称为 t 高位。

2. t 距百分比 t 点至远侧腕关节褶线的垂直距离称为 t 距，中指掌面基部褶线至远侧腕关节褶线的垂直距离称为掌距。正常人的 t 距百分比为 $0\sim14.9\%$，如果 t 点靠近掌心，其比值在 $15\%\sim39.9\%$，用 t' 表示，如果更接近掌心，比值在 40% 以上，用 t'' 表示。

$$t \text{ 距百分比} = t \text{ 距} / \text{掌距} \times 100\%$$

3. 掌褶纹分析 正常人手掌中三条大的褶纹分布可出现变异，由此可将掌褶纹分为普通型、变异Ⅰ型、变异Ⅱ型、通贯手和悉尼手五种类型，根据手掌褶纹分类图，观察褶纹走向及变异情况，确定掌褶纹类型。

【实验报告及思考】

填写附录 D 人类皮纹观察记录表。

【注意事项】

（1）无论是印指纹还是印掌纹，印油涂抹都要均匀，不能来回涂抹，且不宜涂得过多。

（2）取印时不可施压过大，不可移动手指、手掌或纸张，以免皮纹重叠而模糊不清。

（3）印掌纹时，要印出掌腕线。

（4）印指纹时，要印出三面指纹，滚动时用力要轻而均匀，一个符合要求的指纹应该呈方形。

（刘　静）

附　录

附录 A　人外周血淋巴细胞分裂中期 G 显带染色体(剪贴用)

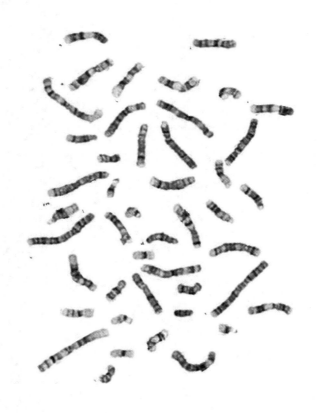

（霍春月　姜炳正）

附录 B　人外周血淋巴细胞染色体核型分析报告单

照片编号：_____　　姓名：_____　　性别：_____　　年龄：_____

_____

············A············　　　　············B············

　　1　　　　2　　　　3　　　　　　4　　　　5

············C············

　6　　7　　8　　9　　10　　11　　12

·····D·····　　　　·····E·····

　13　　14　　15　　　　16　　17　　18

·····F·····　·····G·····　　·········性染色体·········

　19　　20　　　21　　22　　　　Y　　X

注意：染色体按着丝粒的位置、大小等特点排列在相应位置上。

　　　　粘贴时，染色体的着丝粒的位置对准虚线，短臂在虚线上边，长臂在虚线下边。

核型描述：_____

诊断结果：_____

_____

　　　　　　诊断医生：_____：____年____月____日

（姜炳正）

附录 C　人体正常性状调查表

性状	亲属	本人	亲 属										遗传方式
前发际	V 字形												
	平齐状												
顶发旋	顺时针												
	逆时针												
眼睑	双眼皮												
	单眼皮												
眼色	茶色												
	黑色												
耳垂	有耳垂												
	无耳垂												
卷舌	能卷												
	不能卷												
翻舌	能翻												
	不能翻												
食指与无名指长短	食指较长												
	无名指较长												
小指	弯曲												
	不弯曲												
头形	扁头												
	长头												

（刘　静）

附录 D　人类皮纹观察记录表

专业_____　班级_____　姓名_____　_____省_____市_____县/区

民族_____　性别_____

左　　手				
手　掌　∠atd＝____　掌褶纹类型：_____　t 距百分比＝_____				
	拇　指	食　指	中　指	无名指	小　指

		拇　指	食　指	中　指	无名指	小　指
手指	指纹类型					
	嵴纹数					
	指纹类型图					

右　　手				
手　掌　∠atd＝____　掌褶纹类型：_____　t 距百分比＝_____				

		拇　指	食　指	中　指	无名指	小　指
手指	指纹类型					
	嵴纹数					
	指纹类型图					

	_____手
手掌	手掌图

∠*atd*=____   *t*距百分比=_____   掌褶纹类型:_____

	_____手
手掌	手掌图

∠*atd*=____   *t*距百分比=_____   掌褶纹类型:_____

（刘　静）

附录 E 中英文对照

癌家族	cancer family	二价体	bivalent
白化病	albinism	分子病	molecular disease
半合子	hemizygote	复等位基因	multiple allele
半乳糖血症	galactosemia	干细胞	stem cell
苯丙酮尿症	phenylketonuria，PKU	高尔基复合体	Golgi complex
标记染色体	marker chromosome	共显性遗传	codominance inheritance
表现度	expressivity	核糖体	ribosome
表现型	phenotype	核小体	nucleosome
表型模拟	phenocopy	基因	gene
病毒癌基因	v-oncogene	基因库	gene pool
侧翼序列	flanking sequence	基因频率	gene frequency
产前诊断	prenatal diagnosis	基因突变	gene mutation
常染色质	euchromatin	基因型	genotype
超二倍体	hyperdiploid	基因型频率	genotype frequency
超亲遗传	transgressive inheritance	基因诊断	gene diagnosis
出生缺陷	birth defect	基因组	genome
纯合体	homozygote	家族性癌	familial carcinoma
粗线期	pachytene stage	减数分裂	meiosis
错义突变	missense mutation	交叉遗传	criss-cross inheritance
单倍体	haploid	结构基因	structural gene
单体型	haplotype	近婚系数	inbreeding coefficient，F
倒位	inversion	近亲婚配	consanguineous marriage
颠换	transversion	连锁	linkage
动态突变	dynamic mutation	联会	synapsis
短分散元件	short interspersing element，SINE	镰状细胞贫血	sickle cell anemia
长分散元件	long interspersing element，LINE	母系遗传	maternal inheritance
断裂基因	split gene	内含子	intron
多效性	pleiotropy	内质网	endoplasmic reticulum
多基因家族	multigene family	血红蛋白病	hemoglobinopathy
拟基因	pseudogene	血友病	hemophilia

偶线期	zygotene stage	亚二倍体	hypodiploid
平衡多态性	balanced polymorphism	移码突变	frameshift mutation
启动子	promoter	遗传病	inherited disease
迁移	migration	遗传度（率）	heritability
嵌合体	mosaic	遗传负荷	genetic load
亲缘系数	coefficient of relationship	遗传漂变	genetic drift
全基因外显子组测序	whole exome sequencing, WES	遗传筛查	genetic screening
全基因组测序	whole genome sequencing, WGS	遗传性酶病	hereditary enzymopathy
缺失	deletion	遗传异质性	genetic heterogeneity
染色体畸变	chromosomal aberration	遗传印记	genetic imprinting
溶酶体	lysosome	遗传咨询	genetic counseling
三体型	trisomy	异染色质	heterochromatin
数量性状	quantitative character	异质性	heterogeneity
双线期	diplotene stage	易感性	susceptibility
四分体	tetrad	易患性	liability
探针	probe	易位	translocation
同义突变	samesense mutation	荧光原位杂交	fluorescence in situ hybridization, FISH
同源染色体	homologous chromosome	优生学	eugenics
同质性	homogeneity	有丝分裂	mitosis
突变率	mutation rate	杂合子	heterozygote
外显率	penetrance	增强子	enhancer
外显子	exon	质量性状	qualitative character
无丝分裂	amitosis	中心粒	centriole
无义突变	nonsense mutation	终变期	diakinesis stage
系谱	pedigree	终止密码突变	termination codon mutation
系谱分析法	pedigree analysis	终止子	terminator
细胞癌基因	c-oncogene	肿瘤抑制基因	tumor suppressor gene
细线期	leptotene stage	重复	duplication
线粒体	mitochondria	转换	transition
选择系数	selection coefficient		

（姜炳正）

参考文献
Cankao Wenxian

[1] 陈竺. 医学遗传学[M]. 3 版. 北京:人民卫生出版社,2015.

[2] 张涛,吴来春,周长文. 医学遗传学[M]. 3 版. 北京:北京大学医学出版社,2015.

[3] 傅松滨. 医学遗传学[M]. 北京:北京大学医学出版社,2013.

[4] 姜炳正,周德华,文平. 医学遗传学[M]. 2 版. 武汉:华中科技大学出版社,2013.

[5] 王启钊,吕颖慧,费凌娜. 肿瘤基因治疗的研究进展与思考[J]. 中国肿瘤临床,2010,37(15):893-896.

[6] 蔡绍京,李学英. 医学遗传学[M]. 2 版. 北京:人民卫生出版社,2009.

[7] 左伋. 医学遗传学[M]. 5 版. 北京:人民卫生出版社,2008.

[8] Robert Plomin,John C. DeFries,Gerald E. Mc. Clean,et al. 行为遗传学[M]. 杨彦平,刘晓陵,译. 4 版. 上海:华东师范大学出版社,2008.

[9] 赵斌,潘凯元. 生物学[M]. 2 版. 北京:科学出版社,2007.

[10] 陆国辉,徐湘民. 临床遗传咨询[M]. 北京:北京大学医学出版社,2007.

[11] 杨克敌. 环境卫生学[M]. 北京:人民卫生出版社,2007.

[12] 刘权章. 临床遗传学彩色图谱[M]. 2 版. 北京:人民卫生出版社,2006.

[13] 吴坤. 营养与食品卫生学[M]. 北京:人民卫生出版社,2006.

[14] 丰慧根,徐思斌,杨保胜. 医学遗传学[M]. 2 版. 北京:人民军医出版社,2006.

[15] 丁显平. 人类遗传与优生[M]. 北京:人民军医出版社,2005.

[16] 陆浩明,薛京伦. 医学分子遗传学[M]. 3 版,北京:科学出版社,2005.

[17] 王培林,傅松滨. 医学遗传学[M]. 北京:科学出版社,2005.

[18] Simpson,Elias. 妇科学遗传学[M]. 郎景和,边旭明,向阳,译. 北京:人民卫生出版社,2005.

[19] 药立波. 医学分子生物学[M]. 2 版. 北京:人民卫生出版社,2004.

[20] 张忠寿,刘金杰. 细胞生物学和医学遗传学[M]. 3 版. 北京:人民卫生出版社,2004.